RONALD K. WATANABE

콘택트렌즈 임상사례

CLINICAL CASES IN CONTACT LENSES

이군자 Ph.D., FIACLE 역

BUTTERWORTH HEINEMANN

도서출판 대학서림

This edition of ***Clinical Case in Contact Lenses, 1/e*** by ***Ronald Watanabe*** is published by arrangement with Elsevier Inc., New York, New York, USA

Translated Edition ISBN : 9812595112
Translated by Dae-Hak Publishing Co.

Contributing Authors

Edward S. Bennett, O.D., M.S. Ed., F.A.A.O.
Associate professor, Missouri–St. Louis School of Optometry

Timothy B. Edrington, O.D., M.S., F.A.A.O.
Cornea–contact lens professor, Southern California College of Optometry, Fullerton

Harue J. Marsden, O.D., M.S., F.A.A.O.
Associate Professor of Cornea and Contact Lens Service, Southern California College of Optometry, Fullerton

Neil A. Pence, O.D., F.A.A.O.
Director of Contact Lens Research Clinic, Indiana University School of Optometry, Bloomington

Marjorie J. Rah, O.D., Ph.D., F.A.A.O.
Associate Professor of Specialty and Advanced Care, New England College of Optometry, Boston

Ronald K. Watanabe, O.D., F.A.A.O.
Associate Professor of Optometry, Department of Specialty and Advanced Care, New England College of Optometry, Boston

Nadia S. Zalatimo, O.D., F.A.A.O.
Chief of Optometry, Manchester Veteran Affairs Medical Center, Manchester, New Hampshire; Assistant Professor of Community Care and Public Health, The New England College of Optometry, Boston

서문

이 책에는 임상에서 일을 하는 검안사나 검안대학 학생들이 콘택트렌즈 관련 처방을 내릴 때 접하게 되는 복잡한 임상사례들이 수록되어 있다. 여기에 나와 있는 임상사례가 콘택트렌즈에 의해 나타나는 모든 문제점을 기술한 것은 아니다. 이 책에서는 콘택트렌즈 착용과 관련된 일반적인 문제점과 경우에 따라서는 일반적이지 않은 문제점들을 기술하고자 하였으며 이러한 문제들은 정확한 검사와 분석을 통해서 해결할 수 있다는 점을 강조하고자 하였다.

이 책에서 저자는 콘택트렌즈 착용자와 관련된 문제점들을 4개의 범주; '피팅의 딜레마와 복잡성', '광학적 문제점', '피팅에 의해 유발되는 부작용'과 '특수콘택트렌즈 피팅의 딜레마' 로 나누어 정리하였다. 콘택트렌즈 착용자 사례 중에는 문제점이 둘 또는 그 이상의 범주에 속하는 경우도 있으나 가장 적당하다고 생각되는 범주에 넣어 구분하였으며 독자들은 각각의 임상사례를 보면서 선입견을 갖지 말고 개별적으로 접근해서 해결방안을 찾아보아야 할 것이다.

이 책에는 미국에서만 사용하고 다른 나라에서는 사용하지 않는 용어와 약어를 사용한 경우도 있다. 사용하는 용어에 차이가 있다 하더라도 독자들은 임상사례 내용을 개념적으로 이해하고 이 사례에서 중요한 부분이 무엇인지 찾아낼 수 있을 것으로 기대한다.

이 책에서는 임상적으로 가능한 적절한 사례를 소개하고자 했으며, 환자의 병력, 사진, 그리고 임상검사 자료를 먼저 제공함으로써 독자들이 이 책의 해결방법을 읽기 전에 먼저 진단하고 해결방법을 찾아 볼 수 있도록 구성하였다. 따라서 독자들은 수동적으로 책의 내용을 읽기 보다는 임상사례를 나름대로 생각하기를 바란다.

저자는 독자들이 이 임상사례를 통하여 콘택트렌즈 착용자를 잘 관리하고 문제점을 쉽게 해결해 나갈 것을 기대한다.

Tonald K. Watanabe, O.D., F.A.A.O.

역자서문

대학에서 콘택트렌즈를 가르치면서 '어떻게 하면 학생들이 학교에서 배운 이론을 현장에서 잘 적용시킬 수 있을까?' 고민하던 차에 몇 년 전 이 책을 접하게 되었고 대학원 강의에 사용하였다. 이 책에 대한 대학원생들의 반응은 상당히 좋았고 현장에 근무하는 대학원생들이 그동안 궁금했던 내용을 이 책에 소개된 임상사례를 통해 확실히 이해하고 기쁨을 느끼는 것을 보고 이 책의 번역을 결심하게 되었다.

전문 번역가도 아닌 사람이 한 나라의 글을 다른 나라의 글로 옮긴다는 것은 쉽지 않은 일이고 원저자의 숨은 뜻이 다르게 해석될 수 있기 때문에 나름대로 최선의 노력을 했지만 번역된 글이 부자연스럽다는 것을 인정하지 않을 수 없었다. 번역된 문장을 바꿔보았지만 여전히 매끄럽지 않아 능력의 한계를 느꼈고 영문과 한글의 문장구조의 차이로 번역된 글의 어색함을 인정하면서도 이 책이 제공하는 사례들이 안경사들에게 많은 도움을 줄 것이라 확신하였기에 출판을 결심하게 되었다. 이 책을 읽다가 글의 흐름이 매끄럽지 못하고 이해가 가지 않는 문장이 있다면 전체적인 내용에 의미를 두어 읽어주기를 부탁드린다.

이 책에서는 순수 우리말을 사용하고자 우리가 흔히 사용하는 '직경'은 '지름'으로, 'decentration'은 '렌즈 치우침' 또는 '렌즈 이탈'로, 'blinking'은 '눈 깜박임'으로 번역하였다. 또한 'patient'는 '환자'로 번역해서 사용하고 있는데 콘택트렌즈를 착용하는 사람을 환자로 정의하는 것이 적절하지 않다는 생각이 들어 '렌즈 착용자'로 번역하였다. 또한 'trial lens'는 '시험렌즈'로 번역되지만 미국에서도 'trial lens'는 시험적으로 피팅하는 렌즈라기보다는 진단을 위한 렌즈 즉 'diagnosis lens'로 사용할 것을 권하고 있기 때문에 '진단용 렌즈'로 번역하였다.

이 책을 읽을 때는 수동적으로 책의 내용을 읽기 보다는 임상증상을 읽은 후 먼저 진단하고 해결방법을 생각해 본 후 이 책에서 제시하는 해결방법을 읽어볼 것을 부탁드리며, 책의 내용을 처음부터 차례대로 읽기보다는 목록을 참고하여 가장 관심 있는 사례부터 읽어 나가면 콘택트렌즈에 관련된 문제를 좀 더 실질적으로 이해할 수 있을 것으로 생각한다. 이 책에는 미국 검안사들의 업무에 해당하는 내용이 다수 있어 우리나라

안경사의 현실과 차이가 있고 이 책이 출판된 지도 수년이 지나 현재의 시점에서 볼 때 맞지 않는 내용도 있지만 콘택트렌즈를 처방 할 때 많은 도움을 줄 것으로 확신한다.

번역된 내용이 매끄럽지 못하고 부족하지만 독자들이 이 책의 임상사례를 통하여 콘택트렌즈를 처방하면서 고민했던 여러 문제점들을 쉽게 해결해 나갈 것을 기대하며 이 책을 집필한 Watanabe 박사와 이 책의 출판에 애써 주신 대학서림의 모든 분께 감사드리며 여러분의 애정 어린 충고를 기대한다.

이군자, Ph. D., FIACLE

Contents

제 1 장

콘택트렌즈 피팅의 딜레마와 복잡성

Fitting Dilemmas and Complexities

임상 사례 1-1

하측으로 이탈된 RGP 콘택트렌즈
Low-Riding Rigid Gas-Permeable Contact Lens

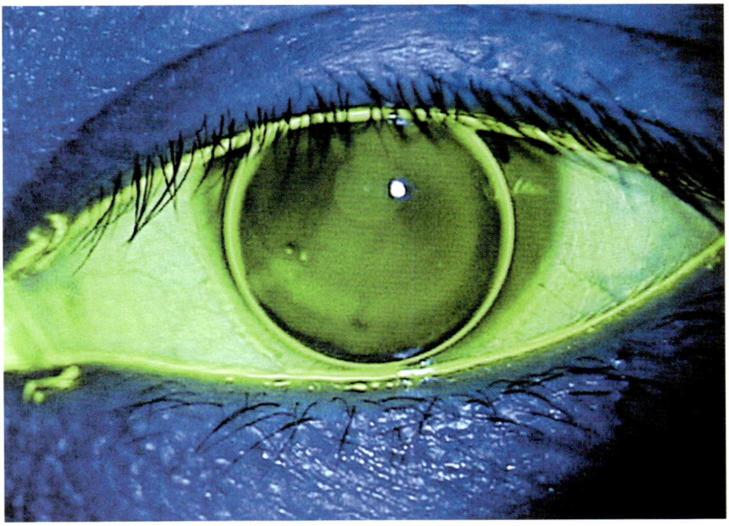

그림 1-1

1. 병력(History)

1개월 전에 RGP 콘택트렌즈를 처음 착용한 26세의 백인(Caucasian) 남자가 렌즈를 착용한 후 불편감과 충혈이 약간 생겼는데 이 증상은 날이 갈수록 심해졌고 렌즈 움직임이 항상 느껴진다고 하였다. 그는 렌즈를 하루에 최대 12시간까지 착용하였고 집에 오면 렌즈를 뺐다고 하였다. 렌즈를 낀 상태에서 시력은 매우 잘 나왔고 Boston Advance Comfort Formula를 사용하여 세척과 소독을 하고 있다. 안과 병력이나 내과 병력은 없으며 현재 복용하는 약물도 없고 알레르기도 없다.

2. 증상(Symptoms)

- 렌즈 움직임이 많아 불편함
- 렌즈를 착용하면 충혈이 생기고 증상은 착용 시간이 길어질수록 심해짐

3. 검사 결과(Clinical data)

- 콘택트렌즈를 착용한 상태에서의 시력
  - OD 20/20
  - OS 20/20⁻
- 콘택트렌즈 착용 전의 각막곡률 측정값
  - OD 45.50/46.75@090
  - OS 45.00/45.50@080
- 자각식 굴절검사(subjective refraction) 결과
  - OD +1.00−1.50×180, 20/20
  - OS +1.50−1.00×170, 20/20
- 콘택트렌즈 변수
  - OD Boston ES/7.30/+0.50/9.2/8.0/8.80@0.4/9.80@0.2/0.20
  - OS Boston ES/7.40/+1.00/9.2/8.0/8.90@0.4/9.90@0.2/0.22
- 덧댐굴절검사(over-refraction) 결과
  - OD plano −0.25×180, 20/20
  - OS plano −0.50×170, 20/20
- 외안부 검사소견

※ 콘택트렌즈 변수 표기법(단위 mm) 제품명 / 베이스커브 / 도수 / 전체지름 / 동공부지름 / 2차 커브 곡률반경@2차 커브 폭 / 주변부커브 곡률반경@주변부커브 폭 / 중심두께

- 양안에 grade 1 정도의 구결막 충혈
- 세극등(slit lamp, biomicroscopy) 검사소견
  - 양안에 grade 2 정도의 각막염색(staining)
- 콘택트렌즈 피팅상태
  - 양안(OU) : 하방으로 이탈됨(low riding)
    렌즈의 동적 움직임이 많음
    정점부가 스티프한 형광용액 패턴(apical steep),
    중간주변부에 약한 베어링(bearing),
    주변부 클리어런스(clearance) 최소(그림 1-1)

위와 같은 임상자료를 바탕으로 감별진단을 하시오. 최종진단을 내리고 해결방안을 결정하시오.

4. 감별진단(Differential Diagnoses)

- 플랫 피팅(flat fitting)
- 스티프 피팅(steep fitting)
- 각막주변부건조(3&9시 방향 염색, 3&9 o' clock staining)
- 안구건조증(dry eye)
- 관리용액 과민반응

5. 진단(Diagnosis)

- 각막주변부 건조를 수반한 스티프 피팅

6. 해결 방법(Management)

착용하고 있는 콘택트렌즈의 중심잡기를 좋게 하고 각막주변부 건조를

막기 위해 렌즈를 좀 더 플랫하게 변경하였다.

- OD Boston ES 7.40/+1.00/9.6/8.0/8.90@0.4/10.90@0.4/0.16
- OS Boston ES 7.50/+1.50/9.6/8.0/9.00@0.4/11.00@0.4/0.18
- 양안 렌즈 모두 마이너스 렌티큘러 케리어(minus lenticular carrier) 적용

새 렌즈를 착용한 후 불편감이 사라졌고 각막주변부 건조에 의한 염색과 결막충혈도 줄어들었다.

7. 해설(Discussion)

이 사람의 불편감은 렌즈가 스티프하고 하방으로 이탈되었기 때문에 나타난 것이다. RGP 렌즈 착용 후 나타나는 부작용 중에는 원인을 잘 모르는 경우가 종종 있다.

▶ 착용감(comfort)

RGP 렌즈가 하방으로 이탈되면 착용자는 대부분 불편함을 느낀다.[1–4] 이 불편감은 콘택트렌즈가 각막 아래로 떨어질 때 렌즈의 엣지가 하안검을 자극하고, 안구운동을 할 때에는 렌즈의 엣지가 안검을 문지르는 것처럼 느껴지기 때문이다. 또한 눈을 깜박일 때마다 상안검이 렌즈의 상부쪽 엣지를 지나게 되어 엣지 디자인이 이상적이라 하더라도 렌즈는 상안검에 걸리게 된다. 우리는 하루에 수천 번 이상 눈을 깜박이기 때문에 렌즈에 의한 이물감은 점차 적응된다. 그러나 엣지 디자인이 이상적이라도 불편함을 느끼는 착용자가 많다.

▶ 눈 깜박임(blinking)

렌즈 피팅이 잘못되어 불편함을 느끼면 렌즈 착용자는 자극을 느끼지 않기 위해 눈을 깜박이지 않게 된다. 콘택트렌즈를 착용하지 않더라도 장시간 독서를 하거나 컴퓨터 작업을 할 경우 또는 근업을 할 경우에도 눈을 깜박이는 횟수는 줄어든다. 눈 깜박임이 불완전하거나 횟수가 지속적으로 줄어들면 렌즈 표면이 마르고 각막과 결막이 건조해진다. 렌즈 표면이 마르면 눈물의 단백질과 다른 성분이 렌즈에 침전물로 남게되고 이것이 건조감이나 자극감 또는 염증을 유발한다.

▶ 건조감(desiccation)

각막주변부 건조는 일반적으로 '3-9시 염색'으로 나타나는데 렌즈가 하방으로 이탈되면 이 증상은 쉽게 나타나고 상태는 더 심해진다.[1-4] 렌즈 엣지와 인접한 눈물 막은 눈을 깜박이는 횟수가 줄어들면 얇아지고 불안정해진다. 일반적으로 렌즈 엣지는 눈물 막에 비해 두껍기 때문에 눈을 깜박일 때 엣지 주변의 각막에는 눈물이 잘 발라지기 어렵다. 렌즈가 수직이나 수평방향으로 움직일 때 방해를 받지 않으면 렌즈 표면이 눈물에 의해 잘 적셔지지만, 렌즈가 스티프해서 움직임이 좋지 않으면 눈물이 잘 발라지지 않아 렌즈건조와 각막건조가 유발된다. 특히 눈 깜박임 횟수가 충분하지 않은 경우에는 증상이 더욱 심해진다. 렌즈건조가 지속되면 각막상피와 실질의 두께가 얇아진다.

▶ 충혈(injection)

결막과 각막주변부가 건조해지면 면역반응이 나타난다. 이 과정에서 가장 쉽게 나타나는 증상은 검열내충혈(intrapalpebral injection)이다. 각막건조가 심해지면 충혈이 심해지고 시간이 지나면서 건조한 각막부위에 염증반응이 생기고 침윤(infiltration)과 신생혈관(neovascularization)이 나타난다.

이러한 문제를 해결할 수 있는 방법은 렌즈의 중심잡기(centration)가 좋도록 다시 피팅하는 것이다. 이 사람의 경우에는 렌즈를 착용한 상태에서 눈을 깜박이면 렌즈가 하방으로 떨어지는데 여기에는 여러 요인이 관여한다.

- 베이스커브(base curve). 스티프한 렌즈는 종종 하방으로 떨어진다. 렌즈를 스티프하게 피팅하면 중심잡기가 좋을 것 같지만 반드시 그런 것은 아니다. 각막과 콘택트렌즈 사이의 액체밀착력(hydrostatic attraction)이 높아야 얼라인먼트 피팅이 된다.[1,3] 따라서 이 경우에는 얼라인먼트 피팅이 되도록 베이스커브를 0.1~0.2 mm 정도 플랫하게 처방한다.
- 렌즈지름(lens diameter). 렌즈지름이 작으면 각막과 렌즈 사이의 접촉면이 작아 눈물에 의한 밀착력이 감소한다. 따라서 렌즈 피팅이 안정적이지 못하고 중심잡기가 어려워진다. 또한 지름이 작은 렌즈는 안검에 잘 부착되지 않는다. 따라서 렌즈의 중심잡기를 좋게 하거나 안검접촉피팅(lid atttachment fitting)을 해야 할 경우에는 지름이 큰 렌즈가 좋다.[1,2] 그렇지만 안검접촉피팅을 할 수 없는 경우에는 렌즈의 지름을 오히려 작게 하여 무게를 줄이면 중심잡기가 좋아진다.[5,6] 이 착용자의 경우에는 렌즈지름을 9.6 mm 까지 증가시킨다.
- 중심두께(center thickness). 두꺼운 렌즈는 무겁고 무게중심이 렌즈 전면 쪽에 위치하기 때문에 렌즈가 각막으로부터 쉽게 떨어지는 경향이 있다.[1,5] 따라서 중심두께를 얇게 하면 중심잡기가 좋아질 수 있다. 최근에 개발된 재질은 산소침투율(Dk)이 높으면서 강도가 좋고 안정성이 높아 얇은 렌즈를 만들 수 있다. 따라서 이 경우에는 렌즈의 중심두께를 0.03 mm 정도 줄여준다.

- 엣지 디자인(edge design). 엣지 디자인이 플러스(엣지 가장자리가 중심부보다 얇은)인 렌즈는 상안검에 잘 부착되지 않는다. 따라서 렌즈를 안검부착피팅 상태로 만들기 위해서는 마이너스 엣지(엣지 가장자리가 중심부보다 두꺼운)/마이너스 렌티큘러(lenticular)디자인을 사용한다. 마이너스 엣지 디자인은 렌즈가 상안검에 부착되도록 도와주며,[7-9] 렌즈의 중심두께를 얇게 해 준다. 이 경우에는 렌즈의 엣지를 마이너스 렌티큘러 디자인으로 바꿔본다.
- 주변부커브 디자인(peripheral curve design) : 렌즈의 주변부 커브가 플랫하면 엣지리프트(axial edge lift)가 증가하여 렌즈 움직임이 좋아진다. 각막은 주변부가 플랫하기 때문에 주변부 커브가 플랫할수록 렌즈가 각막의 주변부로 움직일 때 저항이 줄어든다. 안검부착피팅이 되기 위해서는 렌즈가 상윤부 쪽으로 이동해야 하므로 주변부커브를 플랫하게 하거나 넓게 하는 것이 좋다.[7,8] 이 경우에는 주변부 커브를 약 0.50~1.00 mm 플랫하게 바꾼다.
- 안검의 해부학적 구조 : 안검의 형태에 따라 안검부착피팅을 사용할 수 없는 경우가 있다.[1] 안검이 각막상부를 2~3 mm 덮고 어느 정도 타이트한 구조를 가지면 이상적이다. 안검이 너무 타이트하거나 너무 루스하면 렌즈가 상안검 밑에서 미끄러지고, 상안검의 위치가 너무 높아도 안검이 콘택트렌즈를 충분히 덮을 수 없어 안검부착피팅이 불가능하다. 이 경우에는 검열내피팅(interpalpebral fitting)을 시도한다.

8. 요점(Clinical Pearls)

- 각막주변부건조에 의한 염색은 RGP 렌즈가 하방으로 이탈되거나 동적 움직임이 나쁜 경우에 나타날 수 있다.

- 렌즈의 엣지가 두껍거나 엣지리프트가 적절하지 않은 경우 각막주변부건조에 의한 염색이 나타날 수 있다.
- 안검부착피팅을 하면 눈물 순환이 좋아지기 때문에 각막주변부 건조에 의한 염색증상이 줄어든다.

9. 참고문헌

1. Mandell RB. *Contact Lens Practice*, 4th ed. Springfield, IL:Charles C Thomas, 1988.
2. Watanabe RK, Byrnes SP. Increasing fitting success with rigid gas-permeable contact lenses. *Practical Optom*. 1966;7(3):100–105.
3. Rakow PL. Managing decentration in rigid lens wearers. *J Ophthal Nursing Tech*. 1988;17(5):199–202.
4. Rakow PL. Spherical rigid gas–permeable contact lenses. *Ophthalmol Clin North Am*. 1996;9(2):31–51.
5. Carney LG, Mainstone JC, Carkeet A, et al. The influence of center of gravity and lens mass on rigid lens dynamics. *CLAO J*. 1996;22(3):195–204.
6. Carney LG, Mainstone JC, Quinn TG, Hill RM. Rigid lens centration: Effects of lens design and material density. *Int Contact Lens Clin*. 1996;23(1):6–11.
7. Sorbara L, Fonn D, Holden BA, Wong R. Centrally fitted versus upper lid–attached rigid gas–permeable lenses. Part Ⅰ. Design parameters affecting vertical decentration. *Int Contact Lens Clin*. 1996;23(3):99–103.
8. Sorbara L, Fonn D, Holden BA, Wong R. Centrally fitted versus upper lid–attached rigid gas–permeable lenses. Part Ⅱ. A comparison of the clinical performance. *Int Contact Lens Clin*. 1996;23(4):121–126.
9. Pole JJ, Dominguez A, McNamara N. Lenticular vs. single cut for low plus RGPs: The better design for your patients. *Contact Lens Spectrum*. 1994;9(10):31–32.

임상 사례 1-2

귀 쪽으로 이탈된 RGP 콘택트렌즈

Laterally Decentered Rigid Gas-Permeable Contact Lens

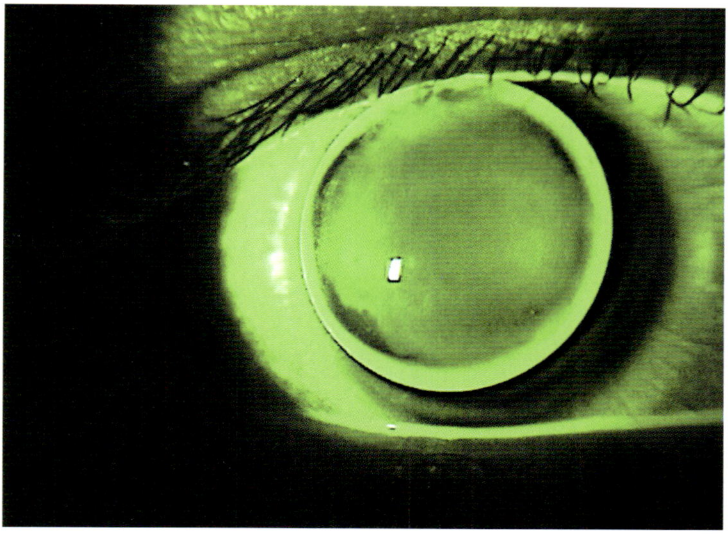

그림 1-2

1. 병력

EM씨는 36세 백인 여성이다. 그녀는 RGP 렌즈를 처음 착용하고 2주 후 정기검사를 받기 위해 방문하였다. RGP 렌즈를 처음 착용했을 때 렌즈 위치가 다소 불안정하고 렌즈가 귀 쪽 아래로 이탈된 상태였지만 렌즈를 처음 착용하면 반사적인 눈물이 분비되어 나타나는 현상으로 생각했다. 그래서 그녀에게 시간이 지나면 눈물 분비가 진정되고 렌즈가 정상적으로 자리를 잡을 것이니 일단 적응해 보라고 하였다. 그러나 2주가 지난 후에도 렌즈는 여전히 안정되지 않고 불편하였다고 하였다. 시력은 좋았으나 렌즈가 각막하부로 떨어질 때에는 흐려지고 렌즈가 불편해서 하루에 6시간 이상은 착용하기 어렵다고 하였다. 알콘(Alcon)사의 Optisock을 사용하여 렌즈 세척과 소독을 하고 있으며 안과 병력과 내과 병력은 없다고 하였다. 복용하는 약물도 없으며 알레르기도 없다고 하였다.

2. 증상

- RGP 렌즈 착용이 불편함
- 시력 변동이 있음

3. 검사 결과

- 콘택트렌즈를 착용한 상태에서의 시력
  - OD 20/20
  - OS 20/20
- 각막곡률 측정값
  - OD 44.75/43.50@090
  - OS 44.50/43.00@080
- 콘택트렌즈를 착용하지 않은 상태에서의 자각식 굴절검사 결과
  - OD −1.00−1.00×090, 20/20
  - OS −2.25−1.25×080, 20/20
- 콘택트렌즈 변수(parameter)

* 콘택트렌즈 변수 표기법(단위 mm) 제품명 / 베이스커브 / 도수 / 전체지름 / 동공부지름 / 2차 커브 곡률반경@2차 커브 폭 / 주변부커브 곡률반경@주변부커브 폭 / 중심두께

- OD FluoroPerm30/7.80/−0.75/9.2/7.6/9.30@0.5/11.0@0.3/0.18
- OS FluoroPerm30/7.90/−2.00/9.2/7.6/9.40@0.5/11.0@0.3/0.16

- 덧댐굴절검사(over−refraction) 결과
  - OD +0.25−0.25×180, 20/20
  - OS +0.25−0.25×170, 20/20
- 세극등 검사소견 : 양안에 이상증상 없음
- 콘택트렌즈 피팅상태
  - 렌즈가 귀 쪽 아래로 이탈됨(inferior−temporal position)
  - 눈을 깜박일 때 렌즈가 천천히 회전(rolling)됨
  - 어피컬 터치(apical touch), 적당한 중심주변부 클리어런스(clearance), 적당한 주변부 클리어런스(그림 1−2)

위와 같은 임상자료를 바탕으로 감별진단을 하시오. 최종진단을 내리고 해결방안을 결정하시오.

4. 감별 진단

- 스티프 피팅
- 플랫 피팅
- 엣지 디자인이 나쁨
- 관리용액에 포함된 방부제에 대한 과민반응

5. 진단

- 도난시 각막에 나타난 플랫한 피팅

6. 해결 방법

콘택트렌즈를 다시 주문하였다. 콘택트렌즈의 피팅 상태를 개선하기 위하여 렌즈 지름과 광학부 지름을 증가시키고 렌즈가 안검에 부착되도록 엣지는 마이너스 렌티큘러(lenticular) 디자인으로 주문하였다.

- OD FP30/7.80(43.25)/−0.75/9.6/8.0/9.30@0.5/11.00@0.3/0.14
- OS FP30/7.90(42.75)/−2.00/9.6/8.0/9.40@0.5/11.00@0.3/0.12
- 엣지 : 마이너스 렌티큘러 디자인(minus lenticular design)
  다시 처방한 렌즈는 안검부착피팅 상태를 보였다. 그녀는 새 렌즈를 착용한 후 불편함이 없어졌으며 렌즈 착용시간도 길어졌고 시력도 안정되었다.

7. 해설

이 렌즈 착용자의 각막은 도난시 형태인데다 렌즈가 플랫하게 피팅되었기 때문에 이와 같은 문제가 발생하였다. 플랫한 피팅 상태이거나 도난시가 있으면 렌즈의 중심잡기는 좋지 못하다.

▶ 플랫한 피팅(Flat-Fitting Lens)

각막곡률보다 베이스커브가 플랫하면 RGP 렌즈는 각막의 플랫한 쪽으로 이동하는 경향이 있다.[1,2] 따라서 플랫한 피팅의 경우에는 중심부 베어링, 중심주변부 클리어런스와 주변부 클리어런스가 나타난다. 플랫한 렌즈는 각막 위에서 저항을 최소화하기 위해 각막의 편평한 주변부로 이동한다. 따라서 플랫한 피팅은 스티프한 피팅보다 안검부착피팅이 쉬우나, 너무 플랫하면 이 사람의 경우처럼 렌즈가 각막의 편평한 부위로 계속 미끄러지기 때문에 하방으로 이탈된다. 또한 렌즈가 너무 플랫하면 각막이 왜곡되고(distort) 안경흐림현상(스펙터클블러, spectacle blur)이 유발될 수 있다.

▶ 도난시 각막(Against-the-Rule Cornea)

RGP 렌즈는 각막의 약주경선을 받침점으로 강주경선을 따라 자유롭게 이동한다. 직난시(with-the-rule, WTR)인 경우에는 렌즈가 강주경선인 수직방향으로 유연하게 움직일 수 있어 수평방향쪽으로 이탈되지 않는다. 그러나 도난시(against-the-rule, ATR)인 경우에는 렌즈가 강주경선인 수평방향쪽으로 움직이는 경향이 있기 때문에 귀쪽 또는 코쪽으로 이탈되어 착용감이 나쁘고 흐리게 보인다.[1,3]

따라서 이 착용자의 경우처럼 렌즈가 귀 쪽으로 이탈되면 피팅상태를 바꿔 주어야 한다. 즉 렌즈가 각막에 밀착되도록 하거나 안검부착피팅법을 사용하여 중심잡기(centration)가 좋아지도록 해야 한다.

- 렌즈를 스티프하게 피팅한다. 렌즈를 좀 더 스티프하게 피팅하면 렌즈가 각막과 잘 접촉되어 중심잡기와 렌즈 움직임이 좋아진다.[1] 스티프하게 피팅하기 위해서는 렌즈의 베이스커브를 짧게 하거나 광학부 지름을 증가시킨다. 이 두 방법은 렌즈의 새그값(sagittal depth)을 증가시켜 렌즈가 각막에 잘 접촉되도록 도와준다. 베이스커브를 0.10 mm 스티프하게 하거나 광학부 지름을 0.4 mm 증가시킨다.
- 렌즈의 지름을 증가시킨다. 렌즈의 지름을 증가시키면 안검부착피팅이 가능하고 상안검이 렌즈와 넓은 부위에서 접하게 되어 렌즈가 각막의 상측에 위치하도록 도와준다. 그러나 렌즈 지름이 증가하면 새그값이 증가하기 때문에 스티프한 피팅이 되어[1] 렌즈 움직임이 줄어들고 렌즈가 하방으로 떨어질 수 있다(임상 사례 1-1 참조). 만약 이런 피팅 상태가 되면 베이스커브나 주변부커브를 플랫하게 하여 피팅상태를 개선시킨다. 이 임상 사례에서는 렌즈지름을 0.4 mm 정도 증가시킨다.
- 엣지 디자인을 변경한다. 엣지가 마이너스 렌티귤라(lenticular) 디

자인인 경우에는 렌즈가 안검에 잘 붙고 도수가 높은 마이너스 렌즈나 모든 플러스 렌즈의 경우에는 중심두께가 얇아진다.[4–6] 이 착용자의 경우에 다른 방법으로 피팅상태가 개선되지 않는다면 엣지 디자인을 바꾸어 피팅상태를 개선한다.

- 후면토릭 디자인. 렌즈의 중심잡기를 개선시키는 마지막 방법은 후면토릭 디자인의 렌즈를 피팅하여 렌즈와 각막이 잘 일치되도록 하는 것(alignment fitting)이다.[7] 이 방법은 렌즈를 각막형태에 맞게 설계하여 안정적인 피팅이 되도록 하는 것이다. 이 착용자의 경우에는 각막형태가 토릭형이 아니고 구형에 가깝기 때문에 후면토릭렌즈가 도움이 되지 않는다. 그러나 구형렌즈에 주변부 커브를 토릭형으로 디자인하면 렌즈의 중심잡기가 개선될 수 있다. 이 렌즈를 주문할 때에는 반드시 주변부 커브가 각막의 toricity와 일치하도록 해야 하며 이러한 렌즈는 각막과 잘 일치한다.

8. 요점

- 도난시 각막에 RGP 렌즈를 피팅하면 렌즈가 귀 쪽으로 이탈되는 경향이 있다.
- RGP 렌즈피팅이 플랫하면 렌즈는 항상 이탈된다.
- 렌즈가 이탈된 경우에는 베이스커브를 스티프하게 하거나 렌즈의 지름과 광학부 지름을 증가시킨다.
- 안검부착피팅법을 사용하면 RGP 렌즈는 안정적인 피팅 상태가 될 수 있다.

9. 참고문헌

1. Mandell RB. *Contact Lens Practice*, 4th ed. Springfield, IL: Charles C Thomas, 1988.
2. Watanabe RK, Byrnes SP. Increasing fitting success with rigid gas-permeable contact lenses. *Practical Optom*. 1966;7(3):100–105.
3. Rakow PL. Managing decentration in rigid lens wearers. *J Ophthal Nursing Tech*. 1988;17(5):199–202.
4. Sorbara L, Fonn D, Holden BA, Wong R. Centrally fitted versus upper lid-attached rigid gas-permeable lenses. Part Ⅰ. Design parameters affecting vertical decentration. *Int Contact Lens Clin*. 1996;23(3):99–103.
5. Sorbara L, Fonn D, Holden BA, Wong R. Centrally fitted versus upper lid-attached rigid gas-permeable lenses. Part Ⅱ. A comparison of the clinical performance. *Int Contact Lens Clin*. 1996;23(4):121–126.
6. Pole JJ, Dominguez A, McNamara N. Lenticular vs. single cut for low plus RGPs: The better design for your patients. *Contact Lens Spectrum*. 1994;9 (10):31–32
7. Silbert JA. RGP bitorics for high corneal astigmatism. *Optom Today*. 1997;5(5):32–42.

임상 사례 1-3

상측으로 이탈된 RGP 콘택트렌즈

High-Riding Rigid Gas-Permeable Contact Lens

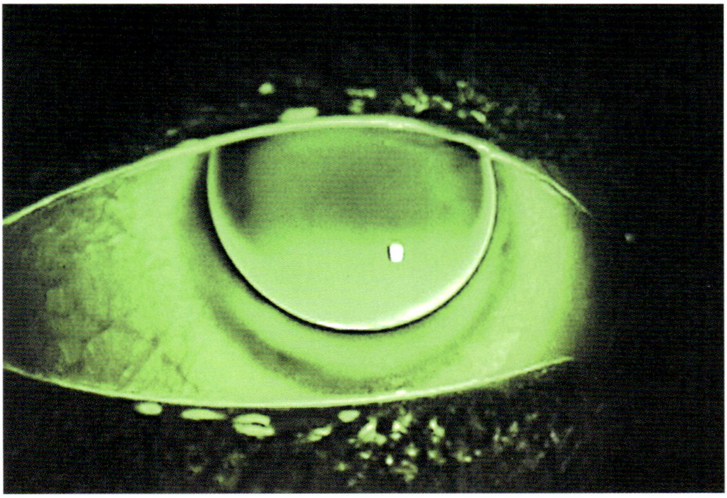

그림 1-3

1. 병력

RGP 콘택트렌즈를 8년 동안 착용한 24세의 아시아 남자가 1년 후 정기검사를 받기 위해 방문하였다. 그는 콘택트렌즈 착용감이 나쁘며 점점 불편해졌다고 하였다. 시력에는 문제가 없고 하루에 14~16시간 정도 착용한다고 하였다. Wet-N-Soak Plus를 사용하여 렌즈를 세척하고 소독하며 안과 병력이나 내과 병력은 특별한 것이 없으며 복용하는 약물도 없고 알레르기도 없다.

2. 증상

- RGP 콘택트렌즈가 불편하며 오래 착용하면 증상이 심해짐

3. 검사 결과

- 콘택트렌즈를 착용한 상태에서의 시력
  - OD 20/20
  - OS 20/20
- 덧댐굴절검사 결과
  - OD plano sphere, 20/20
  - OS plano −0.50×180, 20/20
- 콘택트렌즈 피팅상태
  - 상측으로 이탈됨, 동적 움직임이 거의 없음
  - 어피컬 얼라인먼트(apical alignment), 중간주변부 얼라인먼트
  - 적절한 주변부 클리어런스(peripheral clearance)
  - 직난시 형태(with-the rule pattern)(그림 1-3) : 렌즈가 각막중심에 잘 맞으면 어피컬 터치(apical touch) 형태로 바뀜
- 콘택트렌즈 변수
  - OD 7.75/−6.75/9.4/0.11/렌즈 재질 모름
  - OS 7.85/−6.50/9.4/0.11/렌즈 재질 모름
- 각막곡률 측정값
  - OD 43.50/45.25@095, 약간의 각막왜곡(mild distortion)
  - OS 43.00/45.25@085, 약간의 각막왜곡(mild distortion)
- 자각식 굴절검사 결과
  - OD −7.00−2.00×005, 20/20⁻
  - OS −7.00−2.25×175, 20/20

* 콘택트렌즈 변수 : 베이스커브 / 도수 / 전체지름 / 중심두께

- 외안부 검사소견 : 양안에 grade 1 정도의 결막 충혈(conjunctival injection)
- 세극등 검사소견 : 양안에 grade 1 정도의 결막 염색(conjunctival staining)

위와 같은 임상자료를 기초로 감별진단을 하시오. 최종 진단을 내리고 해결방안을 결정하시오.

4. 감별 진단

- 플랫 피팅
- 스티프 피팅
- 콘택트렌즈 형태가 뒤틀림(wraped lens)
- 콘택트렌즈 형태가 휘어짐(lens flexure)
- 저산소증(hypoxia)
- 거대유두결막염(giant papillary conjunctivitis)

5. 진단

- 토릭형 각막에 플랫하게 피팅된 상태

6. 해결방법

각막난시가 많기 때문에 렌즈 후면이 비구면이고 베이스커브는 더 스티프한 렌즈로 다시 피팅하였다. 처방한 비구면렌즈가 각막 형태와 완전히 일치하지는 않았지만 구면렌즈보다 각막형상에 더 잘 맞았다. 다시 피팅한 렌즈는 중심잡기가 더 좋았고 렌즈 움직임과 착용감도 좋아졌다. 새 콘택트렌즈의 변수는 다음과 같다.

- OD Boston 7 Envision/7.60/−7.50/9.3
- OS Boston 7 Envision/7.70/−7.25/9.3

새 렌즈는 중심잡기가 좋았고 동적 움직임이 2~3 mm 정도이며, 약한 어피컬 클리어런스, 중간주변부 얼라인먼트, 적절한 주변부 클리어런스를 나타내었다. 그러나 피팅 상태는 여전히 직난시의 형태로 나타났다.

7. 해설

각막난시가 중등도 또는 심한 경우에 렌즈가 플랫하면 RGP 렌즈는 상측으로 이탈될 수 있다.[1–3] 플랫한 RGP 렌즈는 각막의 플랫한 부위 즉 각막 주변부로 움직이는 경향이 있어 직난시인 경우에는 렌즈가 수직 방향으로 움직여 상측 또는 하측으로 이탈된다. 상안검이 렌즈를 잡아주면 렌즈는 각막 상측에 위치하고 안검에 붙어있게 된다. 이 경우 렌즈 착용시간이 길어지면 렌즈 후면의 눈물(posterior tear)이 마르면서 렌즈 움직임이 적어지고 결국 렌즈는 각막에 붙어 자극감을 유발한다.[4] 렌즈가 각막에 붙으면 상안검이 렌즈에 힘을 가하게 되고 각막을 눌러 각막이 왜곡(distortion)되고 스펙터클블러(spectacle blur) 현상과 시력저하가 발생한다.

콘택트렌즈가 상측으로 이탈되는 것을 막기 위해서는 중심잡기가 좋도록 렌즈 디자인을 선택해야 한다. 각막난시가 중간 정도인 토릭형 각막에 검열내피팅을 할 경우에는 스티프하고 지름이 작은 렌즈가 좋으나, 지름이 작은 렌즈를 선택하면 렌즈의 중심잡기가 어려워지기 때문에 어떤 디자인을 선택해야 할지 딜레마에 빠지게 된다.

이 착용자의 경우에는 각막형상에 비해 처방된 렌즈가 너무 플랫하였다. 중등도 또는 심한 난시가 있는 경우, 약주경선의 곡률반경 값으로 피팅을 하면(flat-K fitting) 렌즈가 약주경선과 얼라인먼트 피팅상태를 이루지만 좋은 처방이 아니다. 전체적으로 렌즈가 각막에 비해 플랫하면 렌즈가 스티프한 경선을 따라 움직이는 과정에서 각막중심에서 벗어나게 된다. 따라서 토릭형 각막에 렌즈를 피팅할 경우에는 일반적으로 각막 약주경선의 곡률반경값(flat-K)보다 각막난시량의 1/4~1/3 만큼 더 스티프한 베이스커브를 선택하는 것이 좋다.[1]

적절한 베이스커브가 결정되면 그 다음에는 렌즈의 후면디자인을 선택한다. 각막난시가 2D 정도인 경우에는 반드시 바이토릭렌즈를 선택할 필요가 없으며,[5] 구면 또는 비구면렌즈를 사용해도 충분하다.[6] 비구면렌즈는 연접부가 없고 각막의 이심율과 잘 일치하기 때문에 얼라인먼트 피팅 상태를 유지할 수 있다. 따라서 구면렌즈가 잘 맞지 않는 경우에는 비구면렌즈를 선택하고 비구면렌즈로 피팅이 좋지 않은 경우에는 바이토릭 디자인을 선택한다.

8. 요점

- RGP 렌즈 피팅이 플랫하면 렌즈는 각막중심에서 이탈된다.
- 직난시인 경우에는 RGP 렌즈가 각막의 상방 또는 하방으로 이탈된다.
- 토릭형 각막에는 구면렌즈보다 비구면 또는 후면토릭렌즈가 적합하다.

9. 참고문헌

1. Mandell RB. *Contact Lens Practice*, 4th ed. Springfield, IL:Charles C Thomas, 1988.
2. Rakow PL. Managing decentration in rigid lens wearers. *J Ophthal Nursing Tech*. 1988;17(5):199-202.
3. Rakow PL., Spherical rigid gas-permeable contact lenses. *Ophthalmol Clin North Am*. 1996;9(1):31-51.
4. Swarbrick HA. Holden BA, Rigid gas permeable lens binding: Significance and contributing factors. *Am J Optom Optics*. 1987;64(11):815-823.
5. Silbert JA. RGP bitorics for high corneal astigmatism. *Optom Today*. 1997;5(5):32-42.
6. Edwards K. A review of rigid lens design. *Contact Lens Ant Eye*. 2000;23:106-111.

임상 사례 1-4

또 다른 형태의 하방으로 이탈된 RGP 콘택트렌즈

Another Low-Riding Rigid Gas-Permeable Contact Lens

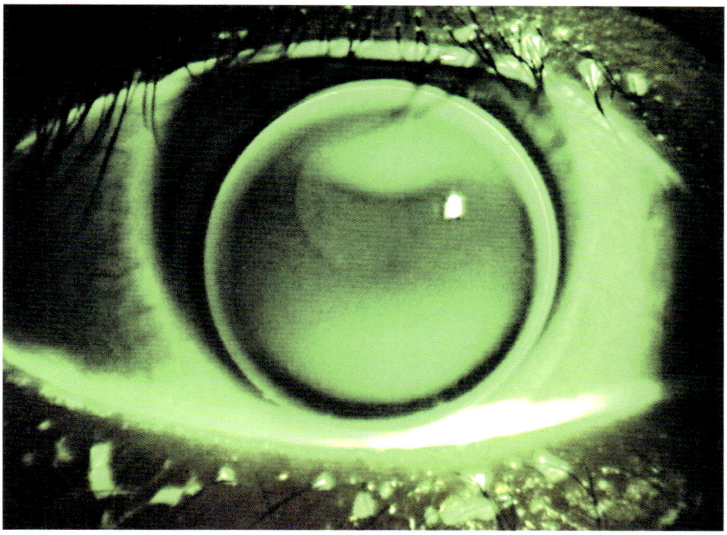

그림 1-4

1. 병력

26세 아시안 남성 JT는 RGP 콘택트렌즈를 착용하고 1주일 후 정기검사를 받기 위해 방문하였다. 그는 콘택트렌즈 신규 착용자이며 콘택트렌즈를 하루 종일 착용하고 싶어 했다. 그러나 지금 착용하고 있는 콘택트렌즈는 착용감이 나쁘고 너무 많이 움직여서 시력이 불안정하며 불편해서 하루에 최대 4시간 밖에 착용할 수 없다고 하였다. 관리용액은 Boston Advance Comfort Formula를 사용하고 있으며 안과 병력이나 내과 병력은 특별한 것이 없다. 복용하는 약물도 없고 알레르기도 없다. 그는 현재 공과대학 3학년 학생이다.

2. 증상

- RGP 렌즈가 너무 많이 움직여 착용감이 나쁨
- 콘택트렌즈를 착용한 상태에서 시력이 불안정함

3. 검사 결과

- 콘택트렌즈를 착용한 상태에서의 시력
  - OD 20/20
  - OS 20/20
- 덧댐굴절검사 결과
  - OD plano sphere, 20/20
  - OS plano sphere, 20/20
- 콘택트렌즈 변수
  - OD FluoroPerm30/7.75/−3.75/9.0/7.8/9.00@0.4/11.00@0.2/0.14
  - OS FluoroPerm30/7.80/−3.00/9.0/7.8/9.00@0.4/11.00@0.2/0.15
- 콘택트렌즈 피팅상태
  - 눈을 깜박인 직후 렌즈가 하방으로 떨어짐.
  - 정적인 상태에서 형광용액패턴은 어피컬 얼라인먼트이며, 주변부 클리어런스는 적절함.

* 콘택트렌즈 변수 표기법(단위 mm) 제품명 / 베이스커브 / 도수 / 전체지름 / 동공부지름 / 2차 커브 곡률반경@2차 커브 폭 / 주변부커브 곡률반경@주변부커브 폭 / 중심두께

눈을 깜박인 후 상안검이 렌즈를 아래쪽으로 미는 것처럼 보임(그림 1-4).

- 각막곡률 측정값(keratometer)
  - OD 43.50/44.25@90
  - OS 43.00/44.00@85
- 자각식 굴절검사 결과
  - OD −3.75−1.00×180, 20/20
  - OS −2.75−1.25×175, 20/20
- 세극등 검사 소견 : 별다른 소견이 관찰되지 않았으며 상안검을 반전시키기 어려움.

위의 임상자료를 바탕으로 피팅상태가 적절하지 못한 원인을 생각하시오. 콘택트렌즈의 움직임이 만족스럽지 않다면 이 문제를 해결할 수 있도록 렌즈 디자인을 결정하시오.

4. 감별 진단

- 스티프 피팅
- 플랫 피팅
- 타이트한 안검
- 정상적인 적응증상

5. 진단

- 타이트한 상안검에 의해 나타난 문제

6. 해결방법

안검부착피팅(lid attachment fitting)이 되도록 다음과 같이 콘택트렌즈의 변수를 변경하였다.

- OD:7.85/−3.25/9.5/8.0/9.00@0.2/10.50@0.35/12.00@0.2/0.12
- OS:7.90/−2.50/9.5/8.0/9.00@0.2/10.50@0.35/12.00@0.2/0.12
- 좌우 렌즈 엣지는 모두 마이너스 렌티큘러 디자인(minus lenticular carrier)

새 렌즈를 피팅한 결과 렌즈 움직임은 좋아졌으나 여전히 렌즈가 아래쪽으로 이탈되었고 어피컬 터치가 나타났으며 엣지리프트가 높았다. 시력은 잘 나왔으나 착용감이 여전히 나빴다. 검열내피팅(interpalpebral fitting)이 되도록 다음과 같이 콘택트렌즈의 변수를 변경하였다.

- OD:7.70/−4.00/8.5/7.4/9.00@0.35/10.00@0.2/0.14
- OS:7.75/−3.25/8.5/7.4/9.00@0.35/10.00@0.2/0.14
- 플러스 엣지디자인

렌즈의 중심잡기와 동적 움직임이 좋아졌고 형광용액 패턴은 어피컬 클리어런스와 중간주변부 베어링, 주변부 클리어런스로 나타났고 착용감이 좋아졌다. 2주 후 정기검사에서 시력이 안정적으로 잘 나왔으며 착용감과 렌즈의 중심잡기가 좋았으며 렌즈 움직임도 적절하고 각막에 아무런 문제도 나타나지 않았다.

7. 해설

안검이 타이트한 사람이 렌즈를 착용할 경우에는 일반적으로 렌즈가 아래쪽으로 이탈된다.[1–3] 이것은 눈꺼풀이 타이트하여 렌즈를 아래쪽으로 미는 힘(수박씨 효과, watermelon seed effect)이 커지기 때문에 나타나는 현상이다. 이 현상은 모든 렌즈 착용자에서 나타나며 개인에 따라 정도의 차이가 있다. 다만 렌즈 착용자가 불편함을 느끼지 않고 별다른 문제가 없으면 신경 쓸 필요가 없지만,[4] 렌즈가 하방으로 이탈되는 경우라면 시력이 불안정해지고 착용감이 나빠지며 눈에 부작용을 유발하기 때문에[1-4] 렌즈를 다시 피팅해야 한다. 이 착용자의 경우에는 렌즈가 하방으로 이탈되는 것을 막기 위하여 다음과 같이 시도해 볼 수 있다.

1. 안검부착피팅법(lid attachment fitting) 사용 : 콘택트렌즈가 안검에 잘 부착되도록 다음과 같이 피팅할 수 있다.[1,3-5]

- 베이스커브와 주변부커브를 플랫하게 변경한다.
- 렌즈의 지름을 증가시킨다.
- 중심두께를 감소시킨다.
- 마이너스 렌티큘러 디자인(minus carrier lenticular)을 사용한다.

2. 검열내피팅법(interpalpebral fitting) 사용 : 이 피팅법은 정적인 상태에서 안검과 콘택트렌즈의 상호작용을 줄이기 때문에 렌즈의 중심잡기를 개선할 수 있다. 이 피팅법은 눈을 깜박일 때 렌즈의 움직임과 안정성이 좋아야 한다. 검열내피팅은 처음에는 착용감이 좋지 않은 것 같지만 점점 적응되어 편안함을 느끼게 되고 최적의 착용감을 얻게 된다.

- 베이스커브와 주변부커브를 스티프하게 피팅한다.
- 렌즈 지름을 작게 한다.
- 플러스 엣지 디자인(plus edge contour, 가장자리는 얇고 정점이 둥근 형태의 엣지)을 사용한다. 이 디자인은 엣지가 얇아 상안검이

렌즈를 아래로 미는 힘을 최소화 할 수 있으며 둥글고 두꺼운 또는 마이너스 엣지 디자인(minus edge contour)보다 착용감을 개선시킬 수 있다.

위의 두 방법 중 하나를 사용하면 렌즈의 중심잡기가 개선된다. 안검부착피팅은 모든 사람에게 다 가능한 것은 아니다. 검열의 폭이 크거나 상안검의 위치가 높거나 상안검이 너무 타이트한 경우에는 안검부착피팅을 할 수 없다.[1,3–5] 이런 경우에는 검열내피팅이 더 좋다. 검열내피팅은 안검과 콘택트렌즈의 작용을 최소로 하면서 각막과 렌즈의 부착은 최대가 되도록 하는 방법이다. 따라서 렌즈를 약간 스티프하게 피팅하는데 눈물순환이 나빠질 수 있으므로 너무 스티프하게 피팅하지 않도록 한다. 중간주변부는 얼라인먼트 피팅이 되면서 어피컬 클리어런스, 주변부 클리어런스가 적절하도록 하는 것이 중요하다. 또한 눈을 깜박이면 렌즈는 움직인 후 바로 각막중심에 위치해야 한다. 지름이 작은 렌즈는 일반적으로 두께가 얇고 가벼워 검열내피팅에 적합하지만 검열의 크기가 큰 사람에게는 적합하지 않다. 검열이 작고 안검이 타이트한 사람에게는 지름이 작은 렌즈로 처방하는 것이 최선의 방법이다.

렌즈 피팅의 첫 번째 목적은 착용자가 편안함을 느끼고 시력이 잘 나오면서 각막 부작용을 최소화 하는 것이다. 중심잡기가 적절하면 각막염색(corneal staining), 각막뒤틀림(corneal warping)이나 렌즈부착(lens binding)이 유발되지 않는다.

8. 요점

- 하방으로 이탈된 렌즈는 안검부착피팅을 하거나, 렌즈의 지름을 작게 또는 베이스커브를 스티프하게 하여 검열내피팅을 하면 중심잡기가 좋아진다.

- 렌즈가 하방으로 이탈되면 각막염색, 결막염색 또는 렌즈부착과 같은 부작용을 유발한다.

9. 참고문헌

1. Hom MM, Bruce AS. RGP eyelid geometry. In: Hom MM (ed). *The Manual of Contact Lens Prescribing and Fitting with CD-ROM*, 2nd ed. Boston: Butterworth-Heinemann, 2000.
2. Poland JD. The eyelid's critical role in lens fitting. *Contact Lens Forum*. 1990;15(4):24-28
3. Rakow PL. Managing decentration in rigid lens wearers. *J Ophthal Nuring Tech*. 1998;17(5):199-202.
4. Mandell RB. Fitting methods and philosophies. In: Mandell RB (ed). *Contact Lens Practice*, 4th ed. Springfield, IL: Charles C Thomas, 1988:204-207.
5. Finnemore V. How the eyelids help and hurt contact lens wear. *Contact Lens Spectrum*. 1994;9(2):26-32.
6. Forst G. The relationship between the eye, eyelid and negative pressure on contact lens movement. *Int Contact Lens Clin*. 1985;12(1):35-40.

■ 임상 사례 1-5

소프트렌즈 착용자에서 나타난 흐릿한 시력과 불편감

Blurry, Uncomfortable Soft Lens

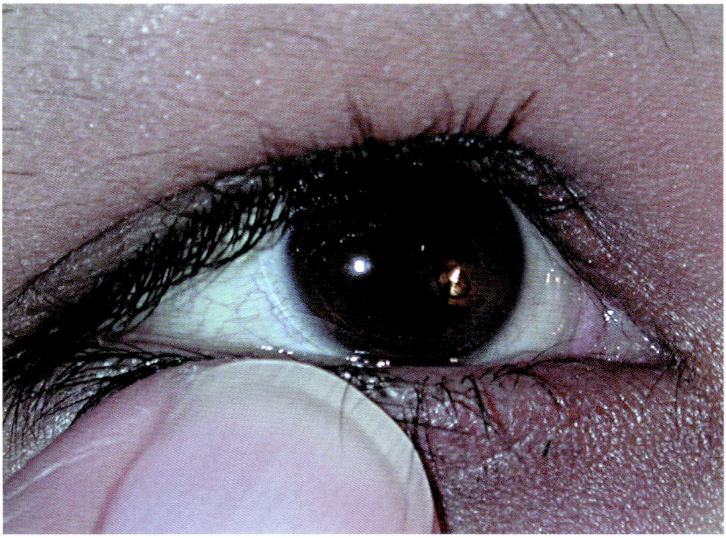

그림 1-5

1. 병력

31세 서양남자인 JC는 콘택트렌즈 착용 후 정기검사를 받기 위해 방문하였다. 그는 콘택트렌즈를 착용한 후 시력이 종종 변하며 저녁이 되면 이물감이 느껴졌다고 하였다. 그는 하루에 8시간씩 콘택트렌즈를 착용했으며 ReNu 다목적용액을 사용하여 렌즈를 관리한다고 하였다. 그의 안과 병력과 내과 병력은 유의할 만한 것이 없으며 복용하는 약물도 없고 알레르기도 없다.

2. 증상

- 시력 변동(variable vision)
- 저녁이 되면 렌즈 이물감(lens awareness)이 느껴짐

3. 검사 결과

- 콘택트렌즈를 착용한 상태에서의 시력
  - OD 20/25
  - OS $20/25^{+2}$
- 덧댐굴절검사 결과
  - OD Plano − 0.25×90, 20/25
  - OS +0.25 − 0.25×90, $20/25^{+2}$
- 검영법 검사 결과(retinoscopy) : 양안의 각막 중심하부에 왜곡된 반사선(distorted reflex)이 관찰됨
- 콘택트렌즈 변수 : 양안 모두 Biomedics 55/8.6/14.2/−3.50
- 콘택트렌즈 피팅상태
  - 중심잡기 좋음
  - 렌즈의 동적 움직임 0.5 mm
  - 상방주시에 의한 래그(lag) 없음
  - 푸쉬업(Push−up) 검사에 의한 렌즈 움직임이 거의 없음(그림 1−5)
- 세극등 검사소견 : 양안의 각막이 모두 깨끗하며 건강함

* 소프트렌즈 변수 표기 상품명 / 베이스커브 / 지름 / 도수

- 각막곡률 측정값(keratometry)
  - OD 43.75/44.50@090
  - OS 44.25/44.50@090
- 자각식 굴절검사 결과
  - OD −3.50−0.25×090, 20/20
  - OS −3.25−0.25×090, 20/20

위와 같은 임상자료를 바탕으로 감별진단을 하시오. 여러 가능한 진단 중에서 최종 진단을 하고 해결방법을 기술하시오.

4. 감별 진단

- 미교정 난시(uncorrected astigmatism)
- 콘택트렌즈의 광학적인 결함
- 스티프 피팅
- 플랫 피팅
- 안구건조증(dry eye)

5. 진단

- 스티프한 피팅 상태

6. 해결방법

렌즈 착용자의 피팅상태와 시력을 개선하기 위하여 베이스커브가 더 플랫한 콘택트렌즈로 다시 처방하였다.

- 양안 모두 Biomedics 55/8.9/14.2/−3.50

그의 시력은 양안 모두 20/20으로 향상되었다. 새로 처방한 콘택트렌즈는 움직임이 좋아 착용감을 향상시켰고 그는 하루에 14시간 정도 콘택트렌즈를 착용할 수 있게 되었다.

7. 해설

이 착용자의 증상은 콘택트렌즈의 베이스커브가 너무 스티프하여 발생한 것이다. 베이스커브가 각막곡률보다 플랫하더라도 각막주변부와 공막의 곡률값이 평균값보다 플랫하면 렌즈 피팅상태가 아주 타이트하게 나타난다. 렌즈가 타이트하면 불편감과 시력저하를 유발할 수 있다.[1-3] 타이트한 렌즈는 움직임이 없어 착용감이 나쁘며 눈물이 잘 순환되지 않아 렌즈부착(lens binding)과 저산소증(hypoxia)을 유발한다. 이 상태로 시간이 지나면 '급성 충혈된 눈' (acute red eyes), 침윤(infiltration)과 같은 부작용이 생길 수 있다. 따라서 이러한 부작용을 예방하기 위해서는 정기검사에서 문제점을 파악하는 것이 중요하다. 소프트렌즈는 형광염료(fluorescein dye)에 염색되기 때문에 소프트렌즈를 착용한 사람에게는 형광염색을 하지 않는다. 그렇지만 타이트한 렌즈에 의해 유발되는 각막변화를 조기에 확인하기 위해서는 형광염색이 필요하다. 윤부눌림(limbal compression rings), '각막주변부염색' (peripheral corneal staining) 및 '각막주변부고랑염색' (peripheral furrow staining)과 같은 증상은 형광염색을 하지 않은 상태에서는 확인하기 어렵다.[4] 따라서 소프트렌즈 착용자에게도 형광염색을 하고 렌즈의 형광염료는 식염수로 제거한 후 다시 착용하도록 하거나 소프트렌즈가 염색되지 않는 분자량이 큰 형광염료를 사용하는 것이 좋다.

소프트렌즈의 피팅상태가 스티프하면 종종 시력이 나쁘게 나온다.[1-3] 스티프한 콘택트렌즈는 각막을 완전히 덮어주지 못하고 각막 위에 둥근 천정(valut) 모양을 형성하게 된다. 그러나 소프트렌즈는 RGP 렌즈와는 달리 형태를 유지할 수 없어 중심부가 쭈그러지고 그 결과 렌즈 중심부에 왜곡된 반사광(distorted reflex)이 나타나며 사물이 흐릿하게 보인다. 눈을 깜박이고 나면 렌즈가 일시적으로 편평해져서 그 순간에는 물체를 선명하게 볼 수 있게 된다. 임상적으로 렌즈를 착용한 상태에서 검영기(over-retinoscopy) 또는 각막곡률계(over-keratometry)의 반사광을 관찰하면 소프트렌즈가 스티프하게 피팅되었는지 확인할 수 있다.[1-3] 검영기의 반사광은 왜곡된 표면에서는 산란되기 때문에, 소프트렌즈가 스티프하게 피팅되면 반사광이 어둡게 나타나거나 동공 중심부 또는 중심하부에 반사광이 왜곡된 형태로 나타나며 눈을 깜박이면 왜곡된 반사광이 사라진다. 각막곡률계로 검사할 경우에는(over-keratometry) 마이어상이 약간 흐리게 나타나는데 이 경우에도 눈을 깜박인 후에는 선명해진다. 이와 같은 검사결과가 나타나면 콘택트렌즈의 베이스커브를 좀 더 플랫하게 처방할 필요가 있다.

렌즈 착용자가 불평을 하지 않더라도 렌즈가 너무 타이트하게 피팅되었다고 생각되면 향 후 나타날 부작용을 막기 위해서 좀 더 플랫한 베이스커브의 렌즈로 다시 처방하는 것이 좋다.

8. 요점

- 스티프한 소프트렌즈를 착용하면 오후 늦게 렌즈 착용이 불편해질 수 있다.
- 소프트렌즈가 스티프하게 피팅되면 흐릿하게 보일 수 있다.
- 소프트렌즈가 스티프하게 피팅된 것은 검영기나 각막곡률계로 확인할 수 있다.

9. 참고문헌

1. Mandell RB. Hydrogel lenses with spherical surfaces. In: Mandell RB (ed). *Contact Lens Practice*, 4th ed. Springfield, IL: Charles C Thomas, 1988:544-550.
2. Gasson A, Lloyd M. Soft(hydrogel) lens fitting. In: Philips AJ, Speedwell L (eds). *Contact Lenses*, 4th ed. Oxford, England: Butterworth-Heinemenn, 1997:379-380.
3. Guillon M. Basic Contact lens fitting. In: Ruben M. Guillon M (eds). *Contact Lens Practice*, London: Chapman and Hall, 1994:599-601.
4. Davis LJ, Lebow KA. Noninfectious corneal staining. In: Silbert JA (ed). *Anterior Segment Complications of Contact Lens Wear*. 2th ed. Boston: Butterworth-Heinemann, 2000:82-89.

임상 사례 1-6

소프트 토릭렌즈 착용자에서 나타난 불안정한 시력

Poor Vision With a Toric Soft Lens

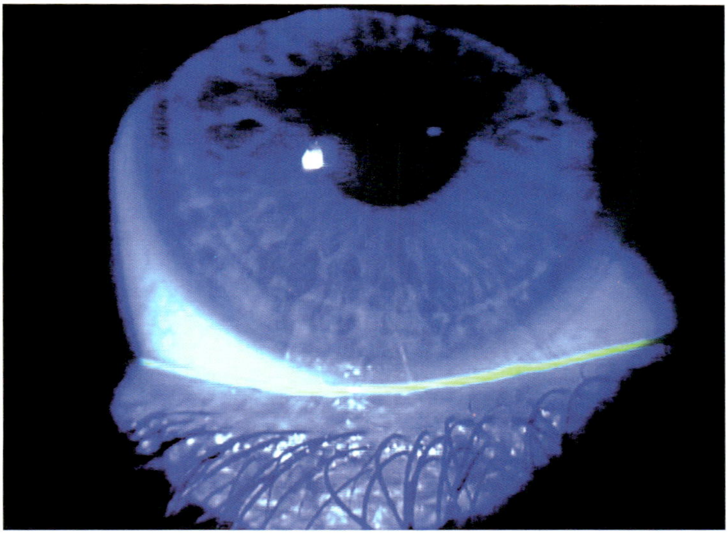

그림 1-6

1. 병력

38세의 서양여성 DS는 소프트렌즈 착용자인데 왼쪽 눈은 아무런 문제가 없으나 오른쪽 눈은 시력이 불안정하다고 하였다. 그녀는 소프트 토릭렌즈를 3년간 착용하였는데 그동안 지금처럼 시력이 불안정한 적이 없었다고 하였다. 그녀는 1달 전에 착용하던 렌즈가 찢어져 새 렌즈를 주문하였는데 새 렌즈를 착용한 후부터 시력이 잘 나오지 않아 다른 렌즈로 두 번이나 바꿔보았지만 시력이 계속 안정적이지 않고 선명하지 않았다. 오전에는 선명하게 보이다가 늦은 저녁에는 흐리게 보이는데 그 때 렌즈를 손으로 약간 돌려주면 선명해진다고 하였다.

그녀는 이 곳에 오기 전에 다른 곳에서 검사를 받았는데 그 곳에서는 아무런 문제가 없으며 콘택트렌즈를 바꿀 필요가 없다고 해서 이곳을 방문하게 되었다고 하였다. RGP 렌즈를 권했지만 그녀는 RGP 렌즈를 원하지 않았다. 그녀는 콘택트렌즈를 하루에 12시간 정도 착용하고 있으며 AOsept로 렌즈를 소독한다고 하였다. 안과 병력과 내과 병력은 유의할 만한 것이 없고 종합비타민을 복용하고 있으며 알레르기는 없다고 하였다.

2. 증상

- 소프트 토릭렌즈를 착용한 오른쪽 눈의 시력이 불안정하며 특히 오후가 되면 시력이 더욱 나빠짐

3. 검사 결과

- 콘택트렌즈를 착용한 상태에서의 시력
  - OD 20/20^{-}
  - OS 20/20
- 현재 콘택트렌즈를 착용한 시간은 3시간 정도이며 지금 상태에서는 선명하게 보임.
- 덧댐굴절검사 결과
  - OD +0.25−0.50×140, 20/20

- OS Plano sphere, 20/20
- 각막곡률 측정값(콘택트렌즈를 뺀 후)
  - OD 43.25/43.50@090, 마이어상(mires)은 선명함
  - OS 43.50/43.75@080, 마이어상은 선명함
- 자각식 굴절검사 결과(콘택트렌즈를 뺀 상태에서)
  - OD −2.00−1.75×180, 20/20
  - OS −2.25−1.50×170, 20/20
- 콘택트렌즈 변수 :
  - OD Optima toric/8.6/−2.00−1.75×010/14.00
  - OS Optima toric/8.6/−2.25−1.25×170/14.00
- 세극등 검사결과 : 양안의 각막이 깨끗하며 이상 증상 없음
- 콘택트렌즈 피팅상태 :
  - 중심잡기 양호
  - 동적 움직임 0.5 mm, 래그 움직임 1 mm
  - 토릭렌즈 마킹은 OD, OS 모두 6시 방향
    오른쪽 눈의 콘택트렌즈는 눈을 깜박일 때 약간 회전됨(그림 1–6)
    왼쪽 눈의 콘택트렌즈는 회전되지 않음

위와 같은 임상자료를 바탕으로 감별진단을 하시오. 여러 가능한 진단 중에서 최종 진단을 내리고 해결방법을 결정하시오.

4. 감별 진단

- 토릭렌즈의 회전이 불안정함(unstable toric lens rotation)
- 스티프 피팅
- 플랫 피팅
- 부정확한 렌즈도수

- 렌즈 표면 침전물
- 오른쪽 눈의 굴절력 변화(refractive shift)

5. 진단

- 토릭렌즈의 회전이 불안정함

6. 해결 방법

이 사람의 증상은 콘택트렌즈를 착용하고 시간이 지나면 렌즈가 타이트해져서 나타난 것으로 생각되었다. 이 경우 렌즈를 루스하게 피팅하면 증상이 사라질 수 있다. 따라서 다음과 같은 렌즈를 처방하였다.

- OD Optima Toric/8.9/−2.00−1.75×010/14.0

새 렌즈를 착용하고도 이와 유사한 증상이 나타난다면 지름이 큰 렌즈나 프리즘발라스트(prism ballast)가 큰 렌즈 또는 RGP 렌즈로 다시 피팅하는 것이 좋다.

7. 해설

렌즈 착용자 중에는 소프트 토릭렌즈를 착용하면 시력이 선명하지 않고 렌즈가 안정되지 않아 실망하는 경우가 있다. 렌즈 피팅상태가 좋지 않고 콘택트렌즈가 부정확하게 제조된 경우라면 시력이 더욱 나쁠 수 있다. 최근에는 소프트 토릭렌즈의 제조과정이 상당히 개선되어 정밀성과 재생산성이 매우 우수하기 때문에 제조과정상의 문제는 거의 없다. 소프트 토릭렌즈를 착용한 후 시력이 흐릿하거나 불안정하게 나온다면 다음과 같은 원인을 생각해 볼 수 있다.[1]:

- 렌즈의 축 방향이 부정확한 경우
- 눈을 깜박이고 난 후 또는 안구운동을 할 때 콘택트렌즈가 지나치게 많이 회전되는 경우
- 눈을 깜박이고 난 후 렌즈가 제 자리로 돌아오는데 시간이 많이 걸리는 경우
- 플랫한 피팅(렌즈 움직임과 회전이 불안정함)
- 스티프한 피팅(렌즈가 각막을 잘 감싸지 못함)

이와 같은 요인들은 시력에 영향을 주기 때문에 렌즈를 피팅할 때에는 이러한 문제가 생기지 않도록 주의를 기울여야 한다.

- 축의 위치가 부정확한 경우(inaccurate axis location). 이 경우는 렌즈가 눈에서 회전하기 때문에 나타나는 경우가 많으며, 렌즈의 제조과정에서 마킹(marking)이 부정확하게 표시된 경우나 콘택트렌즈의 회전량을 정확하게 평가하지 못한 경우에 나타난다.[1–4] 안과나 안경원에서 소프트 토릭렌즈의 축을 확인하는 것은 어렵기 때문에 다른 원인부터 확인해야 한다. 일단 세극등으로 콘택트렌즈 회전량을 정확히 측정해야 하며 다음과 같은 몇 가지 방법을 사용한다: 각도기(reticule)를 사용하여 회전량을 측정하거나, 실릿의 빔(slit beam)이나 시험렌즈에 표시된 마킹(marking) 또는 시계를 이용하여 회전량을 측정한다. 이 중 앞의 두 방법은 검사자가 대략적으로 렌즈의 회전량을 결정하더라도 정확성이 높다. 귀 쪽으로 이탈된 렌즈의 회전량을 측정할 때에는 조심해야 한다. 렌즈의 확인마크(indicator marks)도 함께 귀 쪽으로 이동되어 렌즈가 회전되지 않아도 회전된 것처럼 보일 수 있다. 렌즈가 회전된 양을 측정한 후에는 축을 보정해야 한다. LARS 또는 크로스실린더계산법(cross cylinder calculations via calculators)을 사용하면 주문할 렌즈의 최종 축을 결정할 수 있다.[5]

- 과다한 회전(excessive rotation). 눈을 깜박일 때 상안검이 렌즈를 난시축 또는 프리즘발라스트(prism ballast)의 사선방향으로 움직여 렌즈가 회전되도록 만드는 경우가 있다. 이러한 경우에는 일시적으로 흐릿하게 보이며, 특히 난시도수가 많을수록 증상이 심해진다.[1-4,6] 베이스커브를 스티프하게 하거나 렌즈의 지름을 늘려 타이트하게 처방하면 콘택트렌즈의 회전을 줄일 수 있다. 또한 프리즘발라스트가 큰 다른 제품을 사용하는 것도 좋은 방법이다. 마지막으로 렌즈의 수직축 두께(meridional lens thickness)가 일정한 렌즈를 선택하면 눈 깜박임에 의한 렌즈 회전을 줄일 수 있다.
- 눈을 깜박인 후 렌즈가 제 위치에 오는데 걸리는 시간이 긴 경우(slow post-blink return). 눈을 깜박인 후 렌즈가 제 위치를 잡는데 걸리는 시간이 짧으면 문제가 없지만 렌즈 피팅이 너무 타이트하면 렌즈가 서서히 제 위치로 돌아오기 때문에 그 동안 의식할 만큼 시력이 흐려진다.[1,2] 소프트 토릭렌즈가 타이트하면 렌즈의 회전안정성(rotational stability)은 증가하지만 렌즈가 자리를 잡는 시간이 길어지기 때문에 너무 스티프한 피팅은 좋지 않다. 또한 타이트하게 피팅된 경우에는 이로 인한 부작용이 생기는지 세밀히 관찰해야 하며 약간 타이트하게 피팅한 경우에는 부작용이 생기지 않도록 주의해야 한다.
- 플랫한 피팅(flat fitting). 베이스커브가 너무 플랫하면 렌즈의 움직임과 회전이 불안정해져[1,2,4,6] 렌즈가 과다하게 움직이고 엣지리프트가 커지기 때문에 불편함을 많이 느끼게 된다. 피팅상태가 루스하면 베이스커브를 스티프하게 하거나 지름을 증가시킨다.

- 스티프한 피팅(steep fitting). 렌즈가 스티프하면 눈을 깜박인 후 렌즈가 제자리로 돌아오는 시간이 길어질 뿐 만 아니라 렌즈가 각막을 감싸지 못한다. 따라서 이 경우에는 렌즈의 중심부가 편평하지 못해 흐리게 보이며,[1,2] 눈을 깜박이고 나면 일시적으로 잘 보이게 된다. 검안경으로 관찰하면 스티프한 피팅상태에서는 왜곡된 반사상(distorted retinoscopy reflex)이 보이며 눈을 깜박인 직후에는 상이 선명해지기 때문에 진단에 도움이 된다. 피팅상태가 스티프하면 플랫한 베이스커브의 콘택트렌즈로 다시 피팅한다.

8. 요점

- 소프트 토릭렌즈가 너무 스티프하면 렌즈가 제자리로 돌아오는 시간이 길어져 흐리게 보일 수 있다.
- 콘택트렌즈의 피팅상태가 스티프하면 검안경의 반사상이 흐리게 보인다.
- 렌즈 피팅이 스티프하여 흐리게 보이는 경우에는 렌즈의 베이스커브를 플랫하게 바꾸면 시력이 선명해진다.

9. 참고문헌

1. Mandell RB. Hydrogel lenses with spherical surfaces. In: Mandell RB (ed). *Contact Lens Practice*, 4th ed. Springfield, IL: Charles C Thomas, 1988:659-680.
2. Watanabe RK. Managing the astigmat with contact lenses. *Contact Lens Spectrum*. 1999;14(8):42-47.
3. Lindsay RG. Troubleshooting toric soft lenses. *Contact Lens Spectrum*. 2000;15(9):27-33.
4. Becherer PD. Toric lenses, then and now, some timeless pearls.

Eyequest. 1991;1(1):14

5. Lindsay RG, Burce AS, Brennan NA, Pianta MJ. Determining axis misalignment and power errors of toric soft lenses. *Int Contact Lens Clin*. 1997;24(3):101–106.
6. Tomlinson A, Ridder WH, Watanabe R. Blink–induced variations in visual performance with toric soft contact lenses. *Optom Vis Sci*. 1994;71(9):545–549.

임상 사례 1-7

소프트 토릭렌즈와 RGP 토릭렌즈 중에서 어떤 렌즈를 선택할 것인가?

Soft versus Rigid Toric Lenses

Timothy B. Edrington

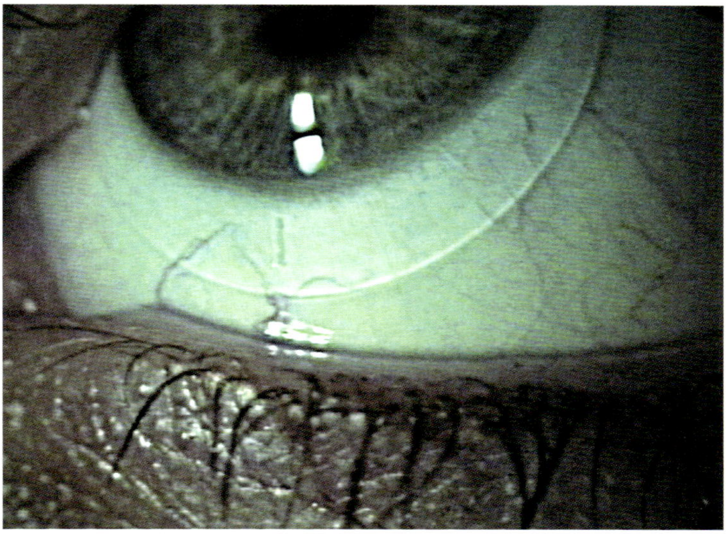

그림 1-7

1. 병력

27세 여성 JS는 안경을 착용하면 시력이 아주 잘 나오는데 소프트 토릭렌즈를 착용하면 잘 보이지 않는다고 하였다. 지금 착용하고 있는 콘택트렌즈는 약 9개월 전에 처방 받았는데 안경처럼 잘 보이지 않아 다른 종류의 소프트 토릭렌즈를 3개 더 주문해 착용해 보았지만 모두 시력이 잘 나오지 않았다. JS는 그 중 하나의 콘택트렌즈를 매일 착용 스케줄로 착용하고 있으며 하루에 최대 14시간 착용하고 있다. JS는 교육받은 대로 콘택트렌즈를 잘 관리하고 있다.

2. 증상

- 소프트 토릭렌즈를 착용하였는데 흐리게 보임

3. 검사 결과

- 콘택트렌즈를 착용한 상태에서의 시력
  - OD 20/20^{-}
  - OS 20/25^{+}
- 콘택트렌즈 피팅상태
  - OD : 렌즈의 동적 움직임, 래그 움직임 및 새그 움직임 모두 1.0 mm
    5:30 방향에 프리즘베이스 마킹(prism base marking)
    눈을 깜박인 후 렌즈 회전은 안정적임
  - OS : 렌즈의 동적 움직임, 래그 움직임 및 새그 움직임 모두 1.5 mm
    6:00 방향에 프리즘베이스 마킹
    눈을 깜박인 후 렌즈 회전이 불안정 함(회전량은 약 20°) (그림 1-7)
- 각막곡률 측정값
  - OD 41.87@170/45.12@080; 마이어상의 왜곡 없음
  - OS 42.25@005/44.75@095; 마이어상의 왜곡 없음
- 현성굴절검사(manifest refraction) 결과
  - OD −0.75−2.75×165, 20/15$^{-2/6}$

- OS −1.50−2.25×010, $20/15^{-1/6}$

- 세극등 검사소견 : 양안의 각막은 깨끗하고 염색은 없으나 각막 윤부에서 신생혈관이 관찰됨

위와 같은 임상자료를 바탕으로 감별진단을 하시오. 여러 가능한 진단 중에서 최종 진단을 내리고 해결방안을 결정하시오.

4. 감별 진단

- 플랫한 피팅으로 렌즈의 회전이 심해 난시축이 돌아간 경우
- 콘택트렌즈의 난시축을 잘못 처방하여 나타난 미교정 난시
- 구면도수에 비해 난시량이 많아 소프트 토릭렌즈로는 선명한 시력이 나오지 않는 경우

5. 진단

JS는 소프트 토릭렌즈를 착용한 상태에서 시력이 만족스럽지 않았다. 이것은 JS가 흐릿한 상에 대해 잘 견디지 못하기 때문일 수도 있다. 그는 이미 3개의 소프트 토릭렌즈를 피팅했었는데도 만족하지 못했기 때문에 다른 변수의 소프트 토릭렌즈로 피팅한다 해도 만족하기 어려워 보인다. 따라서 JS는 안경이나 RGP 렌즈가 적합한 경우이며 소프트 토릭렌즈를 착용할 경우에는 간헐적으로 몇 시간만 착용하는 것이 좋다.

6. 해결방법

여러 콘택트렌즈의 장단점을 이야기하고 RGP 콘택트렌즈를 피팅하기로 하였다. 시험용 구면 RGP 콘택트렌즈를 피팅한 결과 렌즈가 하방으로 이

탈되었다. 시력이 선명하고 일정하게 나올 수 있도록 경험적으로 다음과 같은 바이토릭 RGP 렌즈를 처방하였다.

- OD $\frac{44.12D/-2.50D}{41.37D/-0.25D}$ /9.2/7.6/8.80/12.00/0.2/0.19/#1 blue /Dk=30
- OS $\frac{43.75D/-2.75D}{41.75D/-1.00D}$ /9.2/7.6/8.80/12.00/0.2/0.17/#1 blue /Dk=30

적응기간이 끝난 후 시력이 잘 나왔고 렌즈를 제거한 후에도 안경흐림현상(spectacle blur)이 나타나지 않았다 재방문을 하였을 때 렌즈는 얼라인먼트 피팅상태를 나타내었고 각막염색도 관찰되지 않았으며 덧댐굴절검사 결과도 만족스럽게 나왔다.

7. 해설

이 착용자는 복합성근시안(compound myopic astigmat)으로 베이스커브와 도수 및 축이 다른 여러 종류의 소프트 토릭렌즈로 피팅해도 시력이 잘 나오지 않은 경우이다. 소프트 토릭렌즈를 착용했는데 시력이 잘 나오지 않는 경우는 일반적으로 난시축이 잘못되었거나 렌즈의 회전이 불안정한 경우이다. 난시용 콘택트렌즈가 눈을 깜박인 후 10° 이상 회전되거나 렌즈가 원래의 위치로 돌아오지 않으면 플랫한 피팅으로 생각할 수 있으며 이러한 경우에는 스티프한 베이스커브나 지름이 큰 렌즈로 다시 피팅해야 한다. 난시량이 많으면 많을수록 렌즈의 회전안정성은 더욱 중요하다.[1]

구면 RGP 렌즈 대신 바이토릭렌즈로 처방한 것은 진단용 구면 RGP 렌즈가 하방으로 이탈되었기 때문이다. 각막곡률계나 각막형상계(videokeratography) 또는 형광용액 패턴으로 각막형상을 평가하여 각막난시가 1.5D 이상인 경우에는 후면토릭렌즈 처방을 고려할 수 있으며,[2,3] 각막난시가 3.00D 이상인 경우에는 후면토릭렌즈를 처방한다.

8. 요점

- 임상에서 소프트 토릭렌즈를 피팅할 경우에는 렌즈가 안정되도록 최소 20분 정도 기다린 후 렌즈의 피팅상태와 렌즈의 회전량 및 안정성을 평가해야 한다.
- 소프트 토릭렌즈를 피팅한 후 시력이 만족스럽지 못하면 구면 RGP 렌즈나 RGP 토릭렌즈를 피팅한다.
- 각막난시가 1.5D 이상인 경우에는 바이토릭 RGP 렌즈의 처방을 고려해 본다. 구면 RGP 렌즈로 시력이 잘 나오고 착용감이 좋은 경우라 하더라도 각막 몰딩(molding)이나 왜곡(distortion)을 방지하기 위해서는 바이토릭디자인을 처방한다. 바이토릭렌즈를 피팅하면 구면렌즈로 피팅할 경우보다 안경흐림현상(spectacle blur)이 줄어든다.

9. 참고문헌

1. Snyder C. A review and discussion of crossed cylinder effects and over-refractions with toric soft contact lenses. *Int Contact Lens Clin.* 1989;16(4):113-118.
2. Sarver MD, Kame RT, Williams CE. A bitoric gas-permeable hard contact lens with spherical power effect. *J Am Optom Assoc.* 1985;56(3):184-189.
3. Edrington TB. Rigid gas-permeable lenses for astigmatism. In:Hom MM (ed). *Manual of contact Lens Prescribing and Fitting with CD-ROM.* 2nd ed. Boston: Butterworth-Heinemann, 2000:143-165.

임상 사례 1-8

RGP 바이토릭렌즈의 피팅이 불안정한 경우
Unstable Bitoric Rigid Gas-Permeable Lens

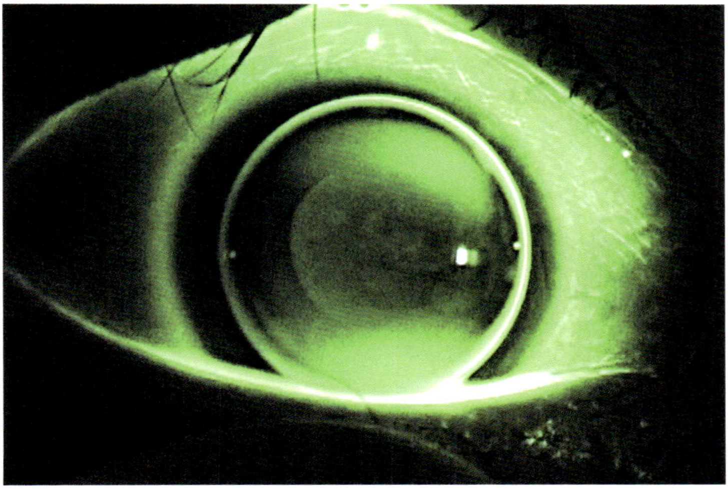

그림 1-8

1. 병력

MA 씨는 32세 여성으로 라틴 아메리칸(Hispanic)이다. 그녀는 바이토릭 RGP 콘택트렌즈를 착용한 후 정기검사를 받기 위해 방문하였다. 그녀는 렌즈 움직임이 심하고 시력이 불안정하여 콘택트렌즈를 5시간 밖에 착용하지 못하며 렌즈에 적응하기 힘들다고 하였다. Boston 사의 Advance Comfort Formula로 렌즈를 관리하고 있으며 안과 병력과 내과 병력은 특이할 만한 것이 없다. 복용하고 있는 약물도 없으며 알레르기 체질도 아니다. 그녀는 변호사 사무실에서 근무하는 회계사이다.

2. 증상

- 렌즈 움직임이 너무 많다.
- 시력이 불안정하다.

3. 검사 결과

- 콘택트렌즈를 착용한 상태에서의 시력
  - OD 20/30
  - OS 20/30
- 덧댐굴절검사 결과
  - OD Plano −0.50×180, 20/30+
  - OS +0.25 −0.75×175, 20/25
- 각막곡률 측정값
  - OD 41.25/45.50@090
  - OS 41.50/46.00@085
- 자각식 굴절검사 결과
  - OD +1.25−4.75×180, 20/25
  - OS +1.50−5.25×175, 20/25
- 외안부 검사소견 : 양안 모두 특이한 증상 없음
- 세극등 검사소견 : 양안 모두 특이한 증상 없음
- 콘택트렌즈 변수 : Boston ES
  - OD $\frac{41.25D/+1.25D}{44.50D/-2.00D}$ /9.0/7.6/9.7@0.5/11.00@0.2/0.20
  - OS $\frac{41.50D/+1.50D}{45.00D/-2.00D}$ /9.0/7.6/9.7@0.5/11.00@0.2/0.20

- 콘택트렌즈 피팅상태 :
  - 하방으로 이탈됨
  - 동적 움직임 3 mm
  - 어피컬 얼라인먼트
    렌즈 아래쪽 주변부 클리어런스가 높음
  - 보통 정도의 직난시(아령 형태) 패턴(그림 1-8)

위와 같은 임상자료를 바탕으로 감별진단을 하시오. 여러 가능한 진단 중에서 최종 진단을 내리고 해결방법을 결정하시오.

4. 감별 진단

- 스티프 피팅
- 플랫 피팅
- 미교정 난시(undercorrection of corneal cylinder)
- RGP 렌즈 부적응(intolerance)
- RGP 렌즈 적응과정

5. 진단

- 루스한 피팅으로 인한 미교정 난시

6. 해결방법

형광용액 패턴을 보면 렌즈를 안정시킬 각막의 toricity가 거의 없다. 따라서 렌즈가 안정될 수 있도록 렌즈의 주변부 커브를 조정할 필요가 있다. 또한 덧댐굴절검사에서 나타난 미교정 난시는 도수를 수정하면 해결될 것이다. 새로 처방한 바이토릭렌즈의 변수는 다음과 같다.

Boston ES

- OD $\frac{41.25D/+1.25D}{45.00D/-3.00D}$/9.0/7.6/ $\frac{9.7}{9.9}$ @0.5/ $\frac{11.7}{11.0}$ @0.2/0.20
- OS $\frac{41.50D/+1.75D}{45.50D/-3.00D}$/9.0/7.6/ $\frac{9.7}{9.0}$ @0.5/ $\frac{11.7}{11.0}$ @0.2/0.20

새 렌즈로 피팅한 결과 렌즈의 중심잡기가 좋아졌고 렌즈의 동적 움직임이 줄었다. 형광용액 패턴은 양안 모두 약한 직난시 패턴을 보이고 어피컬 얼라인먼트와 주변부 클리어런스는 일정하게 나타났다. 환자는 렌즈에 바로 적응하였고 하루에 12시간 이상 렌즈를 착용하게 되었다.

7. 해설

중등도 이상의 난시가 있는 경우에 RGP 바이토릭렌즈는 최선의 선택이다.[1-5] 이 렌즈는 선명한 시력을 제공하고 부작용이 적어 RGP 렌즈의 모든 장점을 갖고 있으며, 중등도 이상의 난시안이 착용하면 안정적인 피팅 상태를 제공한다. 각막난시가 심한 사람이 구면렌즈를 착용하면 각막변형이 유발되지만 토릭렌즈를 착용하면 각막변형이 최소화할 수 있다. 그렇지만 바이토릭렌즈가 흔하게 사용되지 않기 때문에 이 렌즈를 피팅하는 것은 새로운 도전일 수 있다.

▶ 베이스커브 선택(Base curve selection)

직난시에 처방할 바이토릭렌즈의 베이스커브는 구면 RGP 렌즈와 유사하게 결정한다.[1-5] 렌즈후면 toricity가 각막난시보다 약 0.5~1.25D 적으면 대부분의 경우 렌즈가 각막의 중심에서 약간 위쪽에 안정적으로 위치한다. 이런 피팅을 하기 위해서는 약주경선의 베이스커브는 K값 또는 K 값보다 0.25D 플랫하게, 강주경선의 베이스커브는 K 값보다 각막난시의 1/4 만큼 플랫하게 결정한다.[1-4]

이 임상사례는 렌즈의 베이스커브를 위와 같은 기준에 따라 결정했는데도 각막난시가 해결되지 못한 경우이다. 형광용액 패턴이 중등도 난시 형태로 나타났기 때문에 렌즈가 각막난시를 보정하지 못한 것으로 판단된다. 수평방향의 약주경선은 좋은 얼라인먼트 피팅을 보인 반면 수직방향의 강주경선은 플랫한 피팅상태로 나타났기 때문에 수직경선의 베이스커브를 더 스티프하게 주문한다. 이 렌즈는 각막난시를 줄여주기 때문에 형광용액 패턴이 약한 직난시 형태로 나타날 것이다.

- **주변부커브: 구형 또는 토릭형**

  주변부커브는 RGP 렌즈가 적절하게 움직이는데 중요한 역할을 한다. 대부분의 난시안은 각막 중심부 뿐 만 아니라 주변부도 토릭형이기 때문에 렌즈 주변부도 토릭형으로 처방해야 얼라인먼트 피팅이 된다.[3] 렌즈 주변부가 토릭형이면 강주경선에서 나타나는 과다한 엣지리프트와 약주경선에서 나타나는 렌즈부착(binding)을 최소화 할 수 있다. 주변부 커브를 베이스커브 곡률값만큼 토릭형으로 결정하면 주변부 클리어런스는 일정하게 나타나기 때문에 렌즈의 중심잡기는 더 좋아지고 엣지리프트가 적절하여 각막주변부에 나타나는 부작용을 줄일 수 있다.

- **도수 결정방법(The optical cross)**

  바이토릭렌즈의 도수 결정은 조금 복잡하다. 안경이나 소프트 토릭렌즈와는 달리 바이토릭렌즈의 도수는 2개의 주경선에 의해 결정되기 때문에 크로스계산법(optical cross)을 이용하는 것이 좋다. 덧댐굴절검사에서 나온 근시값과 난시값을 함께 계산해 최종

처방을 결정한다. 검사결과가 정확하다면 이 값을 서로 더해 주면 되기 때문에 계산은 간단하다.[1-5]

오른쪽 눈의 경우 새 렌즈의 도수는 표 1-8과 같이 두 개의 주 경선에서 각각 독립적으로 계산한다. 주의 깊게 형광용액 패턴을 관찰하고 크로스 계산법을 사용하면 바이토릭 RGP 렌즈의 문제점을 쉽게 해결할 수 있다.

표 1-8 크로스계산법에 의한 오른쪽 렌즈의 도수 결정 방법

	수평방향(Horizontal)	수직방향(Vertical)
렌즈 도수	+1.25	-2.00
BC 변화	plano	-0.50(steeper BC, must add minus)
덧댐굴절검사	plano	-0.50
total	+1.25	-3.00

8. 요점

- 직난시에 처방할 바이토릭 RGP 렌즈는 구면 RGP 렌즈와 같은 방법으로 피팅한다.
- 피팅상태가 불안정하거나 루스할 경우에는 각막난시가 모두 교정되지 않을 수 있다.
- 바이토릭렌즈의 주변부커브를 토릭형으로 하면 안정적인 피팅이 된다.
- 바이토릭렌즈의 도수는 크로스계산법을 이용하여 계산한다.

9. 참고문헌

1. Sarver MD, Mandell RB. Toric lenses. IN; Mandell RB (ed). *Contact Lens Practice*, 4th ed. Springfield, IL: Charles C Thomas, 1988:292 –305.
2. Sarver MD, Kame RT, Williams CE. A bitoric gas–permeable hard contact lens with spherical power effect. *J Am Optom Assoc*. 1985;56 (3):184–189.
3. Edrington TB. Rigid gas–permeable lenses for astigmatism. In: Hom MM (ed). *Manual of Contact Lens Prescribing and Fitting with* CD–ROM, 2nd ed. Boston: Butterworth–Heinemann, 2000:143–165.
4. Silbert JA. RGP bitorics for high corneal astigmatism. *Optom Today*. 1997;5(5):32–42.
5. Watanabe RK. Managing the astigmat with contact lenses. *Contact Lens Spectrum*. 1999;14(8):42–47.

제 2 장

광학적인 문제

Optical Problems

임상 사례 2-1

플레어 현상 1

Visual Flare, Part 1

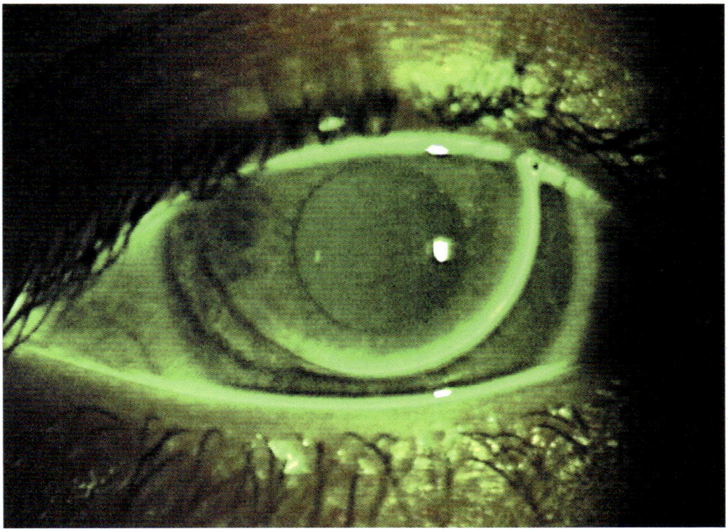

그림 2-1

1. 병력

RGP 콘택트렌즈를 처음 착용한 26세의 백인 남자가 정기검사를 받기 위해 방문하였는데 플레어(flare) 현상이 나타나 불편하다고 하였다. 플레어 현상은 밤이나 실내에 있을 때 나타났고 낮에는 느끼지 못한다고 하였다. 플레어 이외에 다른 문제는 없다고 하였다. 그는 하루에 8시간 정도 콘택트렌즈를 착용하였으며 플레어 때문에 집에 오면 바로 콘택트렌즈를 뺐다고 하였다. Boston Advance Comfort Formula를 사용하여 렌즈를 관리하며 눈과 전신의 건강상태는 아무 문제가 없다. 복용하는 약물은 없으며 알레르기도 없다.

2. 증상

- 어두운 곳에서 플레어 현상이 나타남

3. 검사 결과

- 콘택트렌즈를 착용한 상태에서의 시력
  - OD 20/20
  - OS 20/20
- 콘택트렌즈 변수
  - OD 7.85/−2.25/9.0/7.8/Polycon Ⅱ
  - OS 7.90/−2.50/9.0/7.8/Polycon Ⅱ
- 덧댐굴절검사
  - OD Plano sphere, 20/20
  - OS +0.25 sphere, 20/20
- 콘택트렌즈 피팅상태
  - 상방으로 이탈됨
  - 동적 움직임 2 mm
  - 안검부착 피팅
  - 양안 모두 어피컬 얼라인먼트, 적절한 주변부 클리어런스(그림 2-1)
- 각막곡률 측정값
  - OD 43.00/43.75@090

  - OS 43.00/44.25@090
- 자각식 굴절검사 결과
  - OD −2.25−0.75×180, 20/20
  - OS −2.50−1.25×180, 20/20
- 세극등 검사소견
  - 양안의 각막이 깨끗하며 이상증상 없음

위와 같은 임상자료를 근거로 감별진단을 하시오. 검사결과에 따라 최종 진단을 내리고 해결방안을 결정하시오.

4. 감별 진단

- 광학부 지름이 작다.
- 렌즈의 중심이탈
- 콘택트렌즈 부적응
- 광학부 연접부의 브랜딩이 나쁜 경우
- 과교정(overminused)

5. 진단

- 광학부 지름이 작다

6. 해결 방법

플레어 현상을 줄이기 위하여 렌즈 지름과 광학부 지름을 증가시켰다.

- OD 7.90/−2.00/9.4/8.2/Paraperm O_2
- OS 7.95/−2.00/9.4/8.2/Paraperm O_2

새 렌즈를 착용한 후 플레어 현상이 조금은 나타났지만 현저히 줄어들어 들었다. 렌즈 착용자에게 플레어의 원인을 설명하고 렌즈에 적응되면 증상이 더욱 줄어 들 것이라고 설명하였다. 그 후 그는 착용시간을 점점 늘렸고 현재는 14시간 정도 착용할 수 있으며 아주 어두운 곳에서만 플레어 현상을 느낀다고 하였다.

7. 해설

광학부 지름이 작은 RGP 콘택트렌즈를 착용한 경우 플레어 현상이 종종 나타난다.[1-4] 그림 2-1의 사진을 보면 동공에 비해 콘택트렌즈 광학부 지름이 작은 것처럼 보인다. 사진을 찍은 상태에서 동공 크기는 검사조명 상태에서 보다 더 작기 때문에 렌즈의 광학부 지름은 실제로 동공크기에 비해 더욱 작을 것이다. 이 사람의 경우 어두운 곳에서 플레어 현상을 느꼈기 때문에 어두운 상태에서 동공크기를 측정할 필요가 있다. 이 사람은 파란색 눈을 가진 백인이므로 동공의 크기가 다른 사람보다 커서 콘택트렌즈의 연접부에서 플레어를 느낄 가능성이 더욱 크다. 콘택트렌즈에 적응되면 약간의 플레어현상은 적응되지만 이 경우에는 콘택트렌즈의 광학부 지름을 증가시켜야 할 것으로 판단된다.

또 하나 고려해야 할 것은 렌즈의 위치이다. 이 착용자의 경우, 렌즈가 안검에 붙어 위쪽으로 올라가기 때문에 광학부도 위쪽으로 이동되었다. 따라서 렌즈의 아래쪽 광학부 엣지가 동공 쪽으로 이동되기 때문에 플레어를 느끼게 된다. 이러한 경우에는 렌즈의 중심잡기를 좋게 하면 플레어를 줄일 수 있다. 중심잡기를 개선하기 위한 가장 간단한 방법은 렌즈의 지름을 증가시키고 베이스커브를 스티프하게 바꿔주는 것이다.[1-5] 광학부 지름은 동공 크기를 고려하여 증가시키고 렌즈의 지름은 이에 따라 같은 양 만큼 증가시킨다. 일반적으로 렌즈 지름과 광학부 지름을 0.3~0.4 mm

증가시키는 것이 좋다. 렌즈의 지름이 증가하면 렌즈는 각막과 더 많이 접촉하게 되어 중심잡기가 개선되고 스티프한 피팅이 된다. 피팅상태는 형광용액 패턴으로 평가하는데, 렌즈의 광학부 지름이나 전체 지름을 증가시켜 피팅상태가 너무 과다하게 스티프하다면 베이스커브를 플랫하게 변경하여 조정할 수 있다.

플레어를 해결하는 또 다른 방법은 광학부와 2차 커브의 연접부 브랜드(blend)를 증가시키거나 렌즈의 후면을 비구면으로 하여 연접부위가 없도록 하는 것이다.[1-3] 이 착용자의 경우에는 광학부 지름이 작아서 플레어가 생겼기 때문에 브랜드를 증가시키거나 비구면 디자인을 사용할 필요는 없다. 광학부 지름이 동공보다 큰 경우에는 광학부의 브랜드를 줄이면 플레어 현상이 줄어들 수 있다. 경우에 따라서는 비구면 디자인을 사용할 수 있으나 비구면 디자인도 렌즈 후면이 주변부로 갈수록 플랫해지기 때문에 굴절력 차이로 인한 플레어가 어느 정도 나타난다.[1]

이 렌즈 착용자의 경우에는 렌즈의 전체 지름과 광학부 지름을 바꿈으로써 증상이 많이 줄어들었다. 물론 어두운 곳에서는 여전히 플레어를 느끼지만 참아낼 수 있는 정도이다. 플레어 현상이 나타나는 이유를 렌즈 착용자에게 알려주면 이 현상에 대한 관심을 줄일 수 있어 적응하기 쉬워지며 특히 RGP 렌즈를 처음 착용하는 사람들에게는 적응 기간 중에 이러한 현상이 나타난다는 것을 알려주는 것이 좋다. RGP 렌즈를 착용하기 전에 이 현상을 이해하면 렌즈 착용자들은 플레어 현상에 쉽게 적응해 나갈 수 있다.

8. 요점

- 플레어 현상은 동공이 큰 경우, 렌즈의 광학부 지름이 작은 경우, 렌즈가 중심 이탈된 경우에 나타날 수 있다.

- 플레어는 RGP 렌즈를 적응하는 과정에서 일반적으로 나타난다.
- RGP 렌즈를 피팅하기 전에 렌즈 착용자에게 플레어 현상을 설명하고 이해시키면 이 증상에 대한 불편함을 잘 참아내고 쉽게 적응할 수 있다.

9. 참고문헌

1. Hodur NR, Gandolfi B, Wojciechowski S. Flare with rigid contact lenses. *Contact Lens Forum.* 1986;11(3):48–49.
2. Hom MM. Rigid lens design and fitting. In: Hom MM (ed). *Manual of Contact Lens Prescribing and Fitting with CD-ROM*, 2nd ed. Boston:Butterworth–Heinemann, 2000:77–103.
3. Rakow PL. Spherical rigid gas-permeable contact lenses. *Ophthalmol Clin North Am.* 1996:9(1)31–51.
4. Josephson JE, Caffery BE, Rosenthal P, et al. Symptomatology and aftercare. In: Ruben M, Guillon M (eds). *Contact Lens Practice.* London:Chapman and Hall, 1994:565.
5. Theodoroff CD, Lowther GE. Quantitative effect of optic zone diameter changes on rigid gas-permeable lens movement and centration. *Int Contact Lens Clin.* 1990;17(2):92–95.

임상 사례 2-2

플레어 현상 2

Visual Flare, Part 2

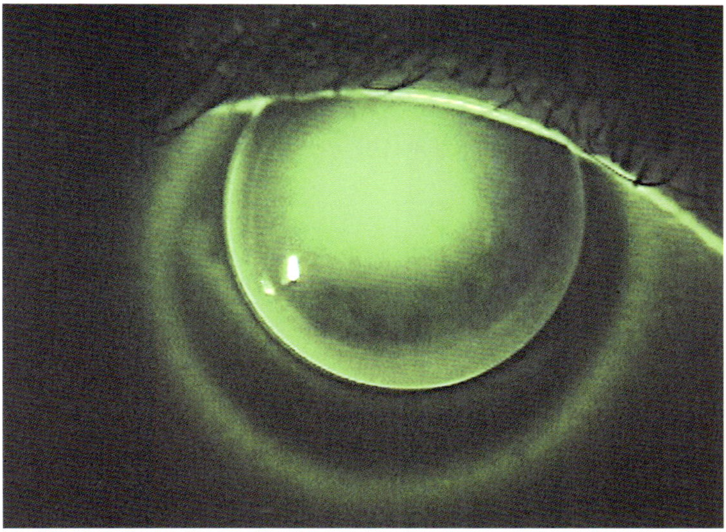

그림 2-2

1. 병력

비구면 멀티포컬 RGP 렌즈(Aspheric multifocal RGP lens)를 착용한 49세 서양남자가 정기검사를 받기 위해 방문하였다. 그는 새 렌즈에 잘 적응했으나 밤에는 불편하다고 하였다. 낮에는 잘 보이고 편안하지만 밤에는 플레어 현상을 많이 느끼며 특히 운전할 때 불편하다고 하였다. 그는 하루에 최대 10시간 정도 콘택트렌즈를 착용하였고 Optimum Care

System을 사용하여 렌즈를 관리한다고 하였다. 현재 눈꺼풀테염(blepharitis)이 심한 상태이나 내과 병력은 특이할 만한 것이 없고 현재 복용하는 약물은 없으며 알레르기도 없다.

2. 증상

- 비구면 멀티포컬 RGP 렌즈를 착용한 후 밤에 플레어 현상을 느낌

3. 검사 결과

- 콘택트렌즈를 착용한 상태에서의 원거리 시력
  - OD 20/20^{-}
  - OS 20/25
- 콘택트렌즈를 착용한 상태에서의 근거리 시력
  - OD J-1
  - OS J-1^{+}
- 콘택트렌즈 변수
  - OD 7.60/-4.00/9.5/ Blanchard Essential Series Ⅱ/Boston ES
  - OS 7.70/-3.50/9.5/ Blanchard Essential Series Ⅱ/Boston ES
- 콘택트렌즈 피팅상태
  - 렌즈가 양안 모두 상측으로 이탈됨, 동적 움직임 2 mm
  - 양안 모두 어피컬 클리어런스, 중간주변부 베어링, 주변부 클리어런스(그림 2-2)
- 덧댐굴절검사 결과
  - OD Plano 구면, 20/20^{-} at distance, J-1 at near
  - OS -0.50 구면, 20/20^{-} at distance, J-1 at near
- 각막곡률 측정값(keratometry)

- OD 43.25/43.75@90
- OS 42.75/43.50@90

• 자각식 굴절검사 결과
- OD −3.00−0.50×180, 20/20
- OS −3.00−0.75×180, 20/20

• 외안부 검사결과 : 특이한 증상 없음
• 세극등 검사소견 : 양안 모두 Grade 1 정도의 눈꺼풀테염

위와 같은 임상자료를 바탕으로 감별진단을 하시오. 여러 가능한 진단 중에서 최종 진단을 하고 해결방법을 결정하시오.

4. 감별 진단

• 광학부 지름이 너무 작은 경우
• 콘택트렌즈의 중심 이탈
• 콘택트렌즈에 적응이 덜 된 경우
• 과교정(overminused)
• 비구면 렌즈에 의해 유발된 광학적인 왜곡현상(optical distortion)

5. 진단

• 비구면렌즈에 의해 유발된 광학적인 왜곡현상

6. 해결 방법

비구면 멀티포컬 RGP 렌즈는 광학적 특성 때문에 어두운 상태에서 플레어 현상이 나타날 수 있다. 특히 콘택트렌즈를 처음 착용하는 경우에는

더욱 그럴 수 있다. 렌즈 피팅상태는 문제가 없어 보였고 착용자가 콘택트렌즈를 처음 착용한 사람이기 때문에 렌즈를 계속 착용할 것을 권하였다. 그리고 밤에 운전을 할 때에는 콘택트렌즈 대신 안경을 착용하도록 하였다.

7. 해설

비구면 멀티포컬 RGP 렌즈는 하나의 광학면을 가지며 렌즈의 중심에서 주변부까지 점차적으로 도수가 변하는 디자인으로 렌즈의 중심부는 마이너스 도수가 가장 높고 주변부는 플러스 도수를 갖는다.[1-5] 따라서 멀티포컬렌즈는 다양한 초점거리(focal length)를 갖게 되어 멀티포컬렌즈 착용자는 원거리와 근거리 물체에 모두 초점을 맞출 수 있다. 이러한 렌즈 특성은 노안(presbyopia)인 사람에게는 장점이 되지만 시각적인 불편을 수반하게 된다.[1-5] 이러한 불편은 광선이 굴절력이 다른 렌즈의 동공부를 통과하여 망막에 상이 맺히면서 나타나는 현상이다. 어떤 빛은 초점이 잘 맞는 상태로 어떤 빛은 초점이 맞지 않는 상태로 망막에 맺히게 되어 흐린 상이 나타나기도 하고 사물을 파악하는데 혼란을 일으킬 수 있다. 그러나 비구면 멀티포컬 RGP 렌즈를 성공적으로 착용하는 사람들은 초점이 맞지 않는 빛은 무시하고 망막에 맺히는 선명한 상만을 본다.

초점이 맞지 않는 광선이 망막에 도달하는 양은 렌즈표면의 이심률(asphericity, eccentricity, e-value)과 동공 크기에 따라 결정된다. 렌즈표면의 이심률이 클수록, 렌즈의 광학중심부와 주변부를 통과하는 빛의 굴절력 차이는 더욱 커진다. 따라서 렌즈 이심률이 클수록 근용 도수를 더 높일 수 있지만 이심률이 작은 렌즈보다는 상이 흐리다.[1-6] 동공이 크면 렌즈의 광학부를 통과한 빛이 모두 망막에 들어오고, 동공이 작으면 주변부에서 들어오는 초점이 맞지 않는 빛이 망막에 들어올 확률이 줄어든다. 그러므로 렌즈의 이심률이 클수록(근용 도수를 더 많이 넣을수록), 렌즈착용자의 동공크기가 클수록 원거리 물체를 볼 때 플레어와 같은 불편을 더 많이 느끼게 된다.[1-5]

이 착용자의 경우에는 주로 밤에 불편을 느꼈다. 이것은 밤에 동공이 커지기 때문에 플레어 현상이 나타난 것이므로 이 증상의 원인에 대해 착용자에게 설명해 주는 것이 좋다. 단초점 RGP 렌즈의 경우에는 플레어 현상을 줄이기 위해서 광학부 지름을 조절할 수 있지만 멀티포컬렌즈의 경우에는 광학부 지름을 증가시킬 수 없다. 따라서 멀티포컬렌즈로 나타나는 플레어 현상을 줄이기 위해서는 콘택트렌즈의 중심잡기가 좋도록 피팅하고 착용자에게 플레어 현상이 나타나는 이유를 설명해 주는 것이 최선이다. 또한 렌즈 착용시간에 대해서도 이야기하고 가능하면 낮에만 렌즈를 착용하도록 권하는 것이 좋다.

렌즈의 중심잡기를 좋게 하기 위해서는 베이스커브를 스티프하게 하는데 렌즈를 스티프하게 피팅하면 눈물순환이 방해되어 죽은 세포가 렌즈에 걸리거나, 렌즈 부착, 각막 왜곡이 유발될 수 있다는 점을 염두에 두어야 한다. 렌즈의 지름을 증가시키면 중심잡기가 개선될 수 있으나 이 경우에는 렌즈가 안검에 붙게 되고 안검이 렌즈를 잡아당겨 렌즈가 위쪽으로 이탈하는 경우가 종종 생긴다. 이 현상은 비구면 렌즈의 지름을 증가시키면 엣지리프트(edge lift)가 증가하고 안검과 상호작용이 커지기 때문이다.[1-5]

이 착용자는 적응을 잘하는 신규 착용자이고 비구면렌즈의 변수를 조정하는 것이 제한적이기 때문에, 렌즈를 계속 착용하도록 하면서 플레어가 나타나는 이유를 설명해 주고 밤에 운전을 할 때에는 안경을 착용하도록 권하는 것이 좋다. 그는 이러한 지시에 잘 따랐으며 다음 방문했을 때는 렌즈에 아주 만족하고 있었다.

8. 요점

- 비구면멀티포컬 RGP 렌즈는 렌즈의 광학적 특성 때문에 플레어 현상이 나타날 수 있다.
- 비구면멀티포컬 RGP 렌즈와 같이 특별한 디자인의 렌즈는 변수를 조정하는 것이 매우 어렵다.
- 렌즈 착용자의 불편을 줄이기 위해서는 렌즈 착용자 교육이 무엇보다 필요하다.

9. 참고문헌

1. Edwards K. Contact lens problem-solving: Bifocal contact lenses. *Optician.* 1999;213(5721):26-30.
2. Hansen DW. Rigid bifocal contact lenses. *Optom. Clin.* 1994;4(1):103-119.
3. Lebow KA. Contemporary RGP bifocals: Fitting and follow-up. *Eyequest.* 1992;2(5):34-46.
4. Watanabe RK. Presbyopia: Contact lenses 2000. *Contact Lens Spectrum.* 2000;15(5):41-47.
5. Scharz S. Improve visual performance with an aspheric multifocal. Contact *Lens Spectrum.* 2000;15(8):37-39.
6. Hondur NR, Gandolfi B, Wojciechowski S. Flare with rigid contact lenses. *Contact Lens Forum.* 1986;11(3):48-49.

임상 사례 2-3

갑작스런 시력저하

Sudden Onset Blur in One Eye

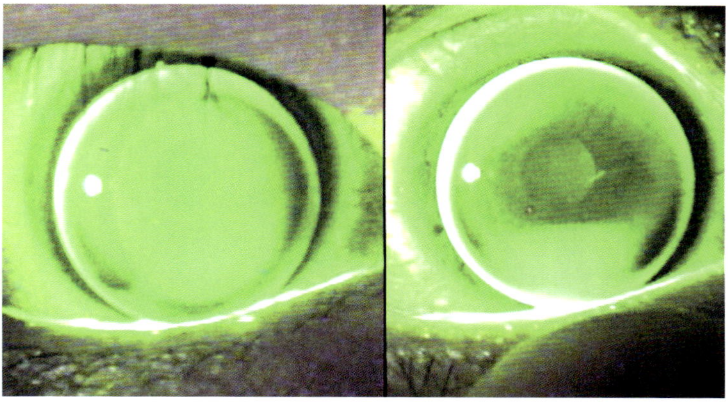

그림 2-3

1. 병력

RGP 렌즈를 처음 착용한 19세 서양 남자가 2일 전부터 갑자기 오른쪽 눈의 시력이 흐릿하게 보인다고 방문하였다. 그는 1주일 전에 RGP 렌즈를 처방받았다. 검사를 해보니 시력은 양안 모두 잘 나왔으나 그는 콘택트렌즈가 불편하다고 하였다. 그는 RGP 렌즈에 적응하는데 2~3주일이 필요하다는 것은 알고 있지만 콘택트렌즈에 대해 실망하고 있었다. 그는 하루에 최대 6시간 정도 렌즈를 착용하며 Boston Advance Comfort Formula 관리용액을 사용하고 있다. 그의 안과 병력과 내과 병력은 특이한 것이 없으며 알레르기가 있지만 현재 복용하고 있는 약물은 없다.

2. 증상

- 처음 RGP 콘택트렌즈를 착용한 경우로 렌즈를 착용한 오른쪽 눈이 갑자기 흐리게 보임
- RGP 콘택트렌즈가 불편함

3. 검사 결과

- 콘택트렌즈를 착용한 상태에서의 시력
  - OD 20/40
  - OS 20/20
- 덧댐굴절검사
  - OD −1.00 sphere, 20/20
  - OS +1.00 sphere, 20/20
- 콘택트렌즈 변수
  - OD 7.67/−3.25/9.2/8.0/9.20@0.4/10.20@0.2/0.15/Boston ES
  - OS 7.58/−2.75/9.2/8.0/9.10@0.4/10.10@0.2/0.15/Boston ES
- 콘택트렌즈 피팅상태 :
  - OD : 중심잡기 양호, 동적 움직임 1 mm,
    어피컬 클리어런스, 중간주변부 베어링, 적절한 주변부 클리어런스
  - OS : 상이(上耳)측으로 이탈됨, 동적 움직임 2 mm,
    어피컬 터치, 중심주변부 클리어런스, 적절한 주변부 클리어런스(그림 2-3)
- 각막곡률 측정값(콘택트렌즈 착용 전)
  - OD 44.00/45.25@090

* 콘택트렌즈 변수 표기법(단위 mm) 제품명 / 베이스커브 / 도수 / 전체지름 / 동공부지름 / 2차 커브 곡률반경@2차 커브 폭 / 주변부커브 곡률반경@주변부커브 폭 / 중심두께

- OS 44.50/45.75@090

- 자각식 굴절검사 결과(콘택트렌즈 착용 전)
  - OD −3.25−1.50×180, 20/20
  - OS −2.75−1.50×180, 20/20
- 세극등 검사소견 : 양안 각막은 모두 깨끗하며 이상증상은 없음

위와 같은 임상자료를 바탕으로 감별진단을 하시오. 가능한 진단 중에서 최종 진단을 내리고 해결방법을 기술하시오.

4. 감별 진단

- 오른쪽 눈의 도수가 저교정됨(underminus correction)
- 렌즈의 도수 또는 베이스커브가 잘못 선택됨
- 콘택트렌즈의 형태가 뒤틀림(warped lens)
- 좌우 렌즈가 바뀜(switched lenses)
- 근시가 진행됨(myopia progression)

5. 진단

- 좌우 렌즈를 바꿔 낌

6. 해결방법

좌우 렌즈를 바꿔 낀 것을 발견하고 착용자에게 렌즈 착용습관에 대해 다시 지도하였다.

7. 해설

착용자의 각막곡률 측정값과 굴절검사 결과를 보면 양안의 도수가 모두 1.00D씩 차이가 나는 것을 알 수 있다(오른쪽 눈은 더 플랫하며 마이너스 도수가 많음, 왼쪽 눈은 더 스티프하며 마이너스 도수가 적음). 이 착용자의 경우에는 좌우안의 렌즈를 서로 바꿔 착용했기 때문에 양안의 덧댐굴절검사값이 1.00D씩 차이가 난 것으로 판단하였다. 오른쪽 눈은 스티프하고 도수가 낮은 렌즈를 착용했기 때문에 미교정된 상태가 되어 시력이 잘 나오지 않았고 왼쪽 눈은 동일한 양 만큼 과교정되었으나 착용자가 젊기 때문에 조절력으로 과교정된 것을 극복하여 선명하게 볼 수 있다.

검사를 할 때에는 좌우 렌즈를 서로 바꿔서 착용했는지도 관찰해야 한다. 오른쪽 눈은 스티프한 렌즈를 착용했기 때문에 중심잡기가 양호했고 중심부 클리어런스가 나타났지만 왼쪽 눈은 플랫한 렌즈를 착용했기 때문에 어피컬 터치가 나타나고 렌즈가 이탈된 것으로 생각할 수 있다. 최종적으로 렌즈가 바뀠다는 것은 렌즈의 베이스커브와 도수를 측정함으로써 알 수 있다.

각막변형과 도수변화를 막기 위해서는 좌우 렌즈를 바꿔 착용하지 않도록 주의를 주어야 한다.[1,2] 콘택트렌즈가 각막에 맞지 않으면 각막왜곡과 스펙터클블러가 나타난다. 각막에 맞지 않는 렌즈를 오랜 기간 착용하면 각막의 형상이 변하며(corneal warpage), Dk 값이 작은 RGP 렌즈를 착용하면 이러한 현상이 더욱 흔하게 나타날 수 있다. 각막왜곡이 오랜 기간 지속되면 각막난시가 유발되어 최대교정시력이 나빠진다. 각막지형도검사(corneal topography)는 렌즈에 의한 각막만곡도 변화를 관찰할 수 있는 좋은 방법이다.

좌우 렌즈를 바꿔 착용하지 않도록 하기 위해서는 렌즈 착용자가 렌즈를 착용한 후 양안의 시력이 모두 잘 나오는지 항상 확인하도록 지도해야 한다. 렌즈를 착용한 후 원거리 시력이 잘 나오는지 확인하도록 하면 착용자 스스로 콘택트렌즈를 바꿔 착용했는지 확인할 수 있다. 또 다른 방법은 오른쪽 렌즈의 가장자리에 검은 점을 표시해 렌즈를 착용할때 확인할 수 있도록 하는 것이다. 그러나 렌즈에 표시된 검은 점은 세척과정 중에 씻겨져 나가고 특히 마모제가 들어간 Boston Cleaner를 사용하면 더 쉽게 제거된다. 다른 방법은 좌우 렌즈의 색을(오른쪽 렌즈는 녹색으로, 왼쪽 렌즈는 푸른색으로) 다르게 주문하는 것이다.

좌우 렌즈가 바뀐 것은 덧댐굴절검사(over-refraction)로 확인한다.[1-3] 이 임상사례와 같이 한쪽 눈이 미교정되고 다른 쪽 눈이 과교정되는 경우는 흔치 않으며 형광용액 패턴도 처음 피팅했을 때와 다른 경우는 흔하지 않다. 렌즈가 광학적으로 결함이 있다면 덧댐굴절검사에서 20/20의 시력이 나오지 않을 것이며, 베이스커브에 문제가 있다면 덧댐굴절검사 결과가 한쪽 눈만 다르게 나올 것이다. 또한 렌즈가 변형(warped lens)된 경우라면 덧댐굴절검사에서 근시와 난시 교정이 모두 필요할 것이며 최대교정시력을 얻을 수 없다. 또한 근시가 진행되었다는 것도 배제할 수는 없지만 1주일 만에 1.00D의 근시가 진행되었다고 생각할 수 없다.

8. 요점

- 덧댐굴절검사와 형광용액 패턴 평가는 좌우 렌즈가 바뀐 것을 확인할 수 있는 좋은 방법이다.
- 좌우 렌즈를 서로 바꿔 착용하지 않도록 지도해야 한다.
- 렌즈에 작은 점을 표시해 주거나 좌우 렌즈의 색깔을 다르게 처방하면 좌우 렌즈가 바뀌는 것을 방지할 수 있다.

9. 참고문헌

1. Mandell RB. Symptomatology and refitting. In: Mandell RB (ed). *Contact Lens Practice*, 4th ed. Springfield, IL:Charles C Thomas, 1988:411.
2. Josephson JE, Caffery BE, Rosenthal P, et al. Symptomatology and aftercare. In Ruben M, Guillon M (eds). *Contact Lens Practice*. London:Chapman and Hall, 1994:564–565.
3. McMonnies CW. After–care symptoms, signs and management. In: Philips AJ, Speedwell L. *Contact Lenses*, 4th ed. Oxford, England: Butterworth–Heinemann, 1997:634–635.

임상 사례 2-4

RGP 렌즈 착용자에서 나타난 흐릿한 시력

Blurry Vision with Rigid Gas-Permeable Lenses

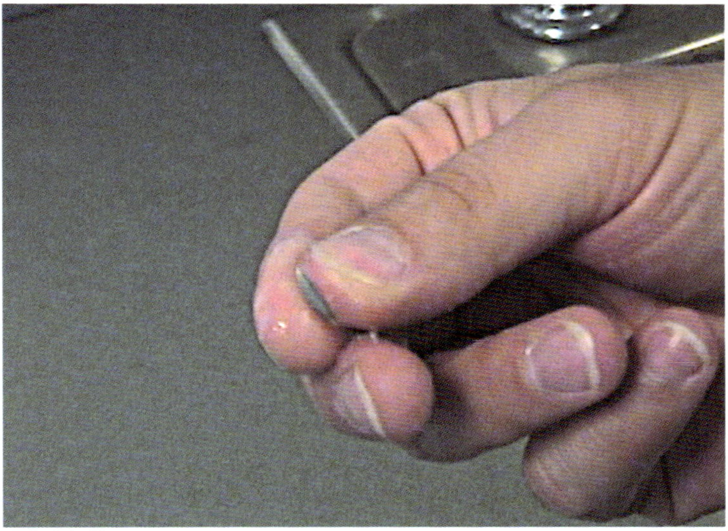

그림 2-4

1. 병력

RGP 렌즈를 착용하는 41세 서양 남자 HG씨는 회계사이다. 그는 렌즈를 착용했는데도 흐리게 보이고 특히 가까운 물체를 볼 때 증상이 더 심해졌다고 하였다. 이 증상은 지난 2-3개월 전부터 조금씩 나타나기 시작했고 그 정도가 점점 심해졌다. 그래서 그는 상점에서 판매하는 +1.50D 돋보기를 구입해서 콘택트렌즈를 착용한 위에 돋보기를 착용한 상태로 일을 했다. 렌즈 착용시간은 하루에 14시간 정도이며 착용감은 좋다고 하였다. 오른쪽 렌즈는 6개월 동안 착용한 렌즈이며 왼쪽 렌즈는 2년 동안 착용한 렌즈이다. 그는 20 년 동안 RGP 렌즈를 착용해 왔으며 Boston original cleaner를 사용하고 있다. 안과 병력은 특이할 만한 것이 없으나 propanolol에 대한 과민증이 있고 알레르기는 없다.

2. 증상

- 콘택트렌즈를 착용한 상태에서 근거리가 잘 보이지 않음

3. 검사 결과

- 콘택트렌즈를 착용한 상태에서의 원거리 시력
  - OD 20/25
  - OS 20/30
- 콘택트렌즈를 착용한 상태에서의 근거리 시력
  - OD 20/30
  - OS 20/50
- 콘택트렌즈 변수
  - OD FluoroPerm 60/7.60/−1.00/9.2/8.0/9.10@0.4/11.0@0.2/0.16
  - OS FluoroPerm 60/7.60/−1.50/9.2/8.0/9.10@0.4/11.0@0.2/0.16
- 덧댐굴절검사
  - OD +0.50 sphere, 20/20 at distance and near
  - OS +1.25 sphere, 20/20 at distance and near
- 콘택트렌즈 피팅상태

* 콘택트렌즈 변수 표기법(단위 mm) 제품명 / 베이스커브 / 도수 / 전체지름 / 동공부지름 / 2차 커브 곡률반경@2차 커브 폭 / 주변부커브 곡률반경@주변부커브 폭 / 중심두께

- 양안 중심잡기 양호
- 동적 움직임 2 mm
- 약간의 어피컬 터치
- 적절한 중심주변부 클리어런스
- 안검부착피팅 상태 양호

- 각막곡률 측정값
  - OD 44.75/45.50@090
  - OS 44.50/45.00@090
- 자각식 굴절검사 결과
  - OD −1.25−0.75×180, 20/20
  - OS −1.50−0.50×010, 20/20

  근용 가입도 필요 없음, NRA* +2.50, PRA* −0.75

  지난 방문 검사 결과와 비교하여 변화가 없음

* 세극등 검사소견 : 양안에 약한 3&9시 방향 염색(3&9 o'clock staining)

위와 같은 임상자료를 바탕으로 감별진단을 하시오. 여러 가능한 진단 중에서 최종 진단을 내리고 해결 방안을 결정하시오.

4. 감별 진단

- 좌우 렌즈가 바뀜(lens switch)
- 콘택트렌즈가 휘어짐(lens flexure)
- 과교정(overminused)
- 콘택트렌즈의 변수(lens parameter) 변화

* 약어설명 NRA : negative relative accommodation
PRA : positive relative accommodation

- 굴절이상도의 변화(원시 쪽으로)

5. 진단

- 콘택트렌즈의 변수 변화

6. 해결 방법

렌즈 착용자의 굴절이상도가 지난번 방문 때와 다르지 않았기 때문에 덧댐굴절검사 결과에 의문을 갖게 되었다. 콘택트렌즈를 검사한 결과 렌즈의 변수가 다음과 같이 변한 것을 확인하였다.

- OD 7.60/−1.50/9.2/8.0/0.13
- OS 7.60/−2.75/9.2/8.0/0.11

문진을 통해 이 사람은 엄지와 검지 사이에 콘택트렌즈를 올려놓고 보스턴 크리너를 사용해서 힘을 많이 주면서 렌즈를 세척한다는 사실을 알게 되었다(그림 2-4). 그는 렌즈가 깨끗하다고 생각될 때까지 1분 이상 세척한다고 하였다. 따라서 렌즈를 세척할 때 렌즈에 힘이 많이 가해져서 마이너스 도수가 증가했다고 판단하였다. 또한 오랜 기간 사용한 왼쪽 렌즈의 경우에는 도수가 더 많이 변했다고 생각했다.

이 남자에게 렌즈를 새 것으로 바꿀 것을 권하고 이전에 착용하던 렌즈와 동일한 렌즈를 주문하였다. 관리용액은 Boston Advance Comfort Formula를 권했으며 렌즈 세척방법을 다시 지도하였다.

* 콘택트렌즈 변수 : 베이스커브 / 도수 / 전체지름 / 광학부지름 / 중심두께

7. 해설

RGP 렌즈의 재질은 견고하지만 힘을 많이 받으면 변형될 수 있어[1-5] 콘택트렌즈 수정기기(modification tool)를 이용하여 의도적으로 콘택트렌즈의 도수, 엣지 형태와 주변부 커브를 조정하기도 하며, 렌즈 표면을 폴리싱(polishing) 할 수도 있다. 따라서 마모제가 함유된 세척액으로 힘을 많이 주어 렌즈를 세척할 경우에는 렌즈의 변수가 변할 수 있다. Boston Original Cleaner는 마모제(abrasive particle)가 들어간 세척액으로 실리콘아크릴레이트(silicone acrylate) 렌즈에 결합된 단백질 침전물을 효과적으로 제거할 수 있지만, Dk 값이 높은 플로르실리콘(fluorosilicone acrylate) 재질의 유연한 렌즈에 사용하면 렌즈를 변형시킬 수 있다.[1-3] 또한 엄지와 검지 사이에 렌즈를 놓고 원을 그리는 방법으로 세척하면 렌즈의 중심부가 얇아져 마이너스 도수가 증가한다.[1-4]

콘택트렌즈의 변수가 변하는 것을 방지하기 위해서는 세척방법을 바르게 지도해야 한다. 렌즈를 손바닥에 놓고 세척액을 몇 방울 떨어뜨린 후 일직선 방향으로(원을 그리는 방법이 아닌) 세척하고,[1-5] 렌즈의 엣지 부분은 특히 세심하게 문지르도록 지도한다. 렌즈의 볼록한 면을 세척할 때에는 방사상의 방향으로 문질러 주고 콘택트렌즈의 앞면과 뒷면을 모두 세척하되 한쪽 면을 15 초 이상 세척하지 않도록 해야 한다.[1-5]

RGP 콘택트렌즈의 관리용액을 선택하는 것도 매우 중요하다. Dk 값이 큰 재질의 RGP 렌즈에는 마모제가 적게 들어간 세척액을 권한다.[1-3] Boston Advance Comfort Formula 또는 Alcon OptiSoak과 같은 세척액은 마모제가 적어 세척과정에서 렌즈를 변형시키지 않는다. Lobob Optimum, Allergan Claris, Allergan Wet-N-Soak Plus와 같은 세척액은 마모제가 없어 렌즈 변형을 유발하지 않는다. 렌즈 변형을 막기 위해서는 견고한 재질의 렌즈를 선택하는 것도 하나의 방법이다.

결론적으로 콘택트렌즈를 오래 착용한 사람 뿐 만 아니라 모든 렌즈 착용자에게 렌즈 관리방법과 세척방법을 질문해서 확인하는 것이 중요하다. 잘못된 세척방법에 의해 나타나는 이러한 문제는 문진을 통해서 쉽게 해결할 수 있다.

8. 요점

- 마모제가 포함된 세척액으로 힘을 많이 주어 RGP 렌즈를 세척하면 렌즈가 변형되고 변수가 변할 수 있다.
- 문진과정을 통해 콘택트렌즈 착용자의 관리습관을 주의 깊게 확인하고 올바른 관리 방법을 알려주어야 한다.

9. 참고문헌

1. Bennett ES, Henry VA. RGP lens power change with abrasive cleaner use. *Int Contact Lens Clin*. 1990;17(3):152–153.
2. Carrell BA, Bennett ES, Henry VA, Grohe RM. The effect of rigid gas–permeable lens cleaners on lens parameter stability. *J Am Optom Assoc*. 1992;63(3):193–198.
3. O'Donnell JJ. Patient–induced power changes in rigid gas–permeable contact lenses: A case report and literature review. *J Am Optom Assoc*. 1994;65(11):772–773.
4. Boltz KD. The overzealous contact lens cleaner. *Contact Lens Spectrum*. 1989;4(12):53–54.
5. Friedman DM. Too much lens cleaning can also be destructive. *Contact Lens Forum*. 1989;14(9):80.

임상 사례 2-5

새 RGP 콘택트렌즈를 착용한 후 나타난 흐릿한 시력

Blurry Vision with New Rigid Gas-Permeable Contact Lenses

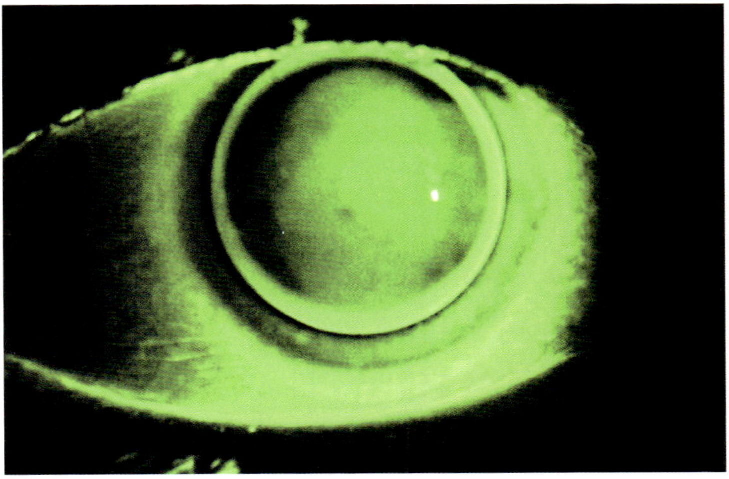

그림 2-5

1. 병력

RGP 렌즈를 착용한 24세의 백인 남자가 2주 후 정기검사를 받기 위해 방문하였는데 그는 새 렌즈를 착용한 후 흐리게 보인다고 불평하였다. 그는 6년 동안 RGP 렌즈를 착용해 왔지만 흐리게 보인 적이 없었고 지금 착용하고 있는 렌즈는 착용감이 좋고 다른 문제는 없지만 흐리게 보인다고 하였다. 그는 하루에 평균 13시간 정도 렌즈를 착용하며 Boston Advance Comfort Formula를 사용하여 렌즈를 관리하고 있다. 내과 병력과 안과 병력은 특이할 만한 것이 없으나 페니실린에 알레르기가 있고 현재 복용하는 약은 없다고 하였다.

2. 증상

- 새 RGP 콘택트렌즈를 착용한 후 원거리가 흐리게 보임

3. 검사 결과

- 콘택트렌즈를 착용한 상태에서의 시력
  - OD 20/40
  - OS 20/30
- 덧댐굴절검사 결과
  - OD +0.75−1.00×045, 20/20
  - OS +0.75−1.25×165, 20/20
- 덧댐각막곡률 측정값(over-keratometry)
  - OD 38.25/39.00@020
  - OS 38.75/39.50@063
- 콘택트렌즈 변수
  - OD 7.80/−1.25/9.0/0.11/ polycon Ⅱ
  - OS 7.80/−1.50/9.0/0.11/ polycon Ⅱ
- 각막곡률 측정값(예전 검사값)
  - OD 42.25/44.25@090
  - OS 42.25/44.75 @090
- 자각식 굴절검사 결과(예전 검사값)

- OD −0.25−2.00×180, 20/25^{+}
- OS −0.75−2.50×180, 20/20^{-}

- 외안부 검사 : 양안 모두 이상 없음
- 세극등 검사소견 : 각막은 양안 모두 깨끗하며 별다른 증상 없음
- 콘택트렌즈 피팅상태
  - 중심잡기 양호
  - 동적 움직임 1 mm
  - 어피컬 클리어런스, 중간주변부 베어링, 적절한 주변부 클리어런스, 중간 정도의 직난시 패턴(그림 2-5)

위와 같은 임상자료를 바탕으로 감별진단을 하시오. 여러 가능한 진단 중에서 최종 진단을 내리고 해결방법을 결정하시오.

4. 감별 진단

- 좌우 렌즈가 바뀜(lens switch)
- RGP 콘택트렌즈가 뒤틀림(warpage)
- RGP 콘택트렌즈가 휘어짐(RGP flexure)
- 콘택트렌즈의 광학적 결손(defective optics)

5. 진단

- RGP 콘택트렌즈가 휘어짐(RGP flexure)

6. 해결방법

다음과 같은 RGP 바이토릭렌즈를 처방하였다.

- OD FluoroPerm 30 $\frac{7.94}{7.71}$/ $\frac{\text{plano}}{-1.75}$/9.0/7.8/0.16
- OS FluoroPerm 30 $\frac{7.94}{7.62}$/ $\frac{-0.50}{-2.75}$/9.0/7.8/0.16

새 콘택트렌즈를 착용한 후 시력은 우안 20/20, 좌안 20/20으로 개선되었으며 덧댐굴절검사 결과 우안은 plano −0.50×030, 좌안은 plano sphere로 나타났다. 그는 시력이 개선되어 만족했으며 하루 종일 렌즈를 착용할 수 있게 되었다.

7. 해설

중등도의 각막난시가 있는 사람이 RGP 렌즈를 착용하면 렌즈가 휘어질 수 있다(RGP flexure). 이것은 RGP 콘택트렌즈에 눈물 렌즈(표면장력)의 힘이 가해져 렌즈가 물리적으로 휘는 현상인데,[1] 콘택트렌즈가 각막에 중심을 잡을 때 각막정점이 지레받침(fulcrums-like effect) 역할을 하여 눈물렌즈의 힘은 더욱 커진다.[1-3] 눈물렌즈가 힘을 가하면 유연한 렌즈는 각막에서 흔들리는 대신 휘어지게 된다. 따라서 눈물렌즈가 변하게 되고 눈물렌즈가 각막난시의 일부만을 보정하게 되어 잔여난시가 나타나 시력이 저하된다.

렌즈 휘어짐은 렌즈의 위치(중심잡기가 좋지 않은 렌즈)[1-5], 각막난시(중등도 이상)[1-5], 렌즈 두께(얇은 경우)[6-8], 광학부 지름(지름이 큰 경우)[9]과 상관성이 있으며 어느 정도는 안검의 장력[1,4]도 관계된다. 렌즈가 휘어지면 각막난시가 교정되지 못해 이 사람의 경우처럼 흐리게 보인다. 특히 렌즈 착용자의 난시가 모두 각막난시인 경우에는 눈물렌즈로 보정할 수 있는 난시량이 줄어들게 되므로(각막난시가 모두 교정되지 못하여) 시력이 저하된다. 따라서 시력이 잘 나오도록 하기 위해서는 렌즈가 휘어지지 않도록 피팅방법과 디자인을 선택해야 한다.

렌즈 디자인을 변경하는 방법 중 가장 간단한 것은 렌즈의 중심두께를 0.03~0.04 mm 정도 증가시키는 것이다.[4,6,7] 렌즈 두께를 증가시키면 렌즈가 견고해져서 휘어지지 않는다. 그러나 원시인 경우나 각막부종의 경험이 있는 경우 또는 렌즈가 하방으로 이탈된 경우에는 렌즈의 두께를 증가시킬 수 없기 때문에 얇은 렌즈를 처방해야 한다.

또 다른 방법은 렌즈의 지름을 증가시키거나 모듈러스(modulus)가 큰 재질(빳빳한)의 렌즈를 처방하는 것이다. 렌즈의 지름이 크거나 재질이 빳빳하면 잘 휘어지지 않는다. 렌즈의 모듈러스(modulus)는 콘택트렌즈 안내책자(reference guide)에 나와 있는 자료를 참고하면 된다. Dk 값이 종종 렌즈의 견고함을 예측하는 자료로 활용되기도 하는데 이것은 옳지 않다.[10,11]

렌즈 휘어짐을 막기 위한 또 다른 방법은 렌즈를 상안검에 부착시키는 안검부착법(lid attachment)으로 피팅하는 것이다.[4] 렌즈의 중심부가 각막정점(지레받침, fulcrum)에서 떨어지도록 피팅하면 렌즈가 휘는 것을 막을 수 있으며 렌즈의 후면커브를 플랫하게 하거나 렌즈의 지름을 증가시키는 것도 방법이 된다. 마이너스 렌티큘러 디자인(minus carrier lenticular design)을 사용하는 것도 좋은데 이 경우에는 렌즈의 중심두께가 얇아지지 않도록 주의해야 한다.

마지막으로, 2.00D 정도의 각막난시가 있는 경우에는 렌즈가 휘는 것을 막기 위해서 후면토릭이나 바이토릭렌즈를 피팅한다. 콘택트렌즈가 각막의 만곡도와 잘 맞으면 렌즈의 중심잡기가 좋아지고 눈을 깜박거리는 것도 유연해지기 때문에 각막이 변형되지 않는다.

콘택트렌즈가 휘어졌다 하더라도 모든 경우에 시력저하가 나타나는 것은 아니다. 내부난시(internal astigmatism)가 있는 경우에는 렌즈가 휘어지는 현상이 오히려 시력을 개선시킬 수 있다.[4] 예를 들어 각막곡률이

43.00/46.00D@90 이고, 굴절검사값이 −3.00−2.00×180인 경우, 이 사람은 약 1D의 내부난시(도난시)를 갖는다. RGP 렌즈가 각막 위에서 1D 정도 휘게 되면 눈물렌즈에 의해 각막난시가 2D 교정되고 미교정난시가 없어지게 되어 좋은 시력이 나올 수 있다.

이와 같이 렌즈가 휘어지는 현상이 오히려 좋은 경우에는 렌즈 왜곡을 어느 정도 유발되도록 디자인을 선택한다. 렌즈의 지름을 작게 하거나, 중심두께를 얇게 하거나 또는 on−K 피팅보다 조금 스티프하게 피팅하여 렌즈가 각막의 중심에 자리 잡도록 하면 렌즈가 최대로 휘어지게 된다. 이 때 모듈러스가 작은 재질로 선택하면 렌즈는 각막난시의 1/3~1/2 만큼 휘게 되어 미교정난시를 해결할 수 있다.

8. 요점

- RGP 렌즈의 지름이 작고 얇으며 중심잡기가 좋은 피팅인 경우, 렌즈가 휠 수 있다.
- RGP 렌즈의 중심두께, 지름을 증가시키고 모듈러스(modulus)가 큰 렌즈를 안검부착피팅법으로 피팅하면 렌즈가 휘는 현상을 줄일 수 있다.
- 각막난시와 내부난시가 모두 있는 경우에는 렌즈를 일부러 휘게 하여 미교정난시를 교정한다.
- 렌즈가 휘어서 시력이 잘 나오지 않으면 후면 토릭렌즈로 다시 피팅한다.

9. 참고문헌

1. Corzine, JC, Klein SA. Factors determining rigid contact lens flexure. *Optom Vis Sci*. 1997;74(8):639-648.
2. Herman JP. Flexure of rigid contact lenses on toric corneas as a function of base curve fitting relationship. *J Am Optom Assoc*. 1983;54(3):209-213.
3. Pole JJ. The effect of the base curve on the flexure of Polycon lenses. *Int Contact Lens Clin*. 1983;10(1):49-52.
4. Salmon TO. Beneficial flexure-using thin RGPs to correct residual astigmatism. *Contact Lens Spectrum*. 1992;7(8):39-42.
5. Harris MG. Contact lens flexure and residual astigmatism on toric corneas. *Am J Optom*. 1972;41(3):247-248.
6. Harris MG, Kadoya J, Nomura J, et al. Flexure and residual astigmatism with polycon and polymethyl methacrylate lenses on toric corneas. *Am J Optom Physiol Opt*. 1982;59(3):263-266.
7. Harris MG, Chu CS. The effect of contact lens thickness and corneal toricity on flexure and residual astigmatism. *Am J Optom Arch Am Acad Optom*. 1972;49(4):304-307.
8. Haris MG, Appelquist TD. The effect of contact lens diameter and power on flexure and residual astigmatism. *Am J Optom Physiol Opt*. 1974;51(4):266-270.
9. Brown S, Baldwin M, Pole J. Effect of the optic zone diameter on lens flexure and residual astigmatism. *Int Contact Lens Clin*. 1984;11(12): 759-763.
10. Sorbara L, Fonn D, MacNeill K. Effect of rigid gas-permeable lens flexure on vision. *Optom Vis Sci*. 1992;69(12):953-958.
11. Lin MC, Snyder C. Flexure and residual astigmatism with RGP lenses of low, medium, and high oxygen permeability. *Int Contact Lens Clin*. 1999;26(1):5-8.

□ 임상 사례 2-6

소프트 토릭렌즈 착용자에서 나타난 복시 현상

Double Vision with Soft Toric Lenses

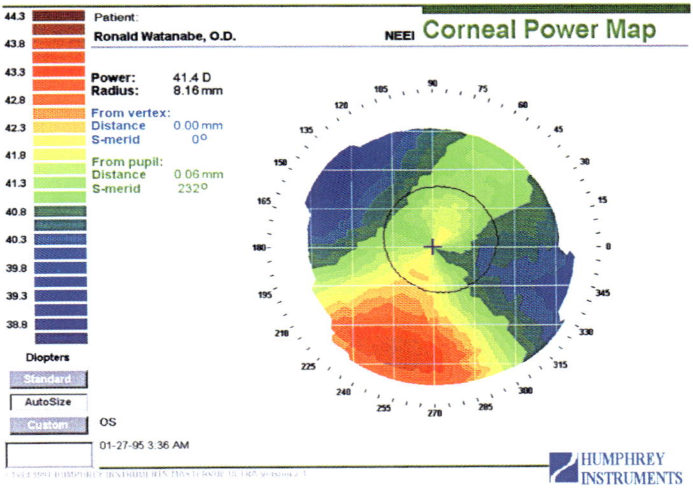

그림 2-6

1. 병력

30세 백인 남자가 새 소프트 토릭렌즈를 착용하고 2주 후에 방문하였다. 그는 전부터 소프트 토릭렌즈를 착용하였는데 시력이 잘 나오지 않았고 2주 전에 새 토릭렌즈를 다시 처방받았다. 그런데 이 렌즈를 처방받고 3일 후부터 양쪽 눈 모두 사물이 겹쳐 보이는 복시현상(double image)이 나타났는데 콘택트렌즈를 빼고 안경을 착용해도 복시현상은 계속 나타났다고 하였다. 콘택트렌즈 착용감은 좋아서 하루에 10시간 정도 착용할 수 있으며 AOSept를 사용하여 렌즈를 관리하고 있다. 안과 병력과 내과 병력은 특이할 만한 것이 없으며 복용하는 약물도 없고 알레르기도 없다고 하였다.

2. 증상

- 양안 모두 콘택트렌즈나 안경을 착용하면 단안성 수직복시(vertical monocular diplopia) 현상이 나타남

3. 검사 결과

- 콘택트렌즈를 착용한 상태에서의 시력
  - OD 20/20
  - OS 20/20
  - 양안에 고스트 이미지(ghost image)가 나타남
- 콘택트렌즈 변수 : Hydrasoft Toric DW
  - OD 8.9/15.0/−2.25−2.50×050
  - OS 8.9/15.0/−2.50−2.50×165
- 동공반응
  - PERRL*
  - APD*
- 덧댐굴절검사 결과
  - OD Plano sphere, 20/20, 고스트 이미지가 여전히 나타남
  - OS +0.25−0.50×115, 20/20, 고스트 이미지가 여전히 나타남

* 약어설명 PERRL : Pupils are Equal Round React normally to light
APD : Afferent Pupillary Defect

- 콘택트렌즈 피팅 상태 :
  - 중심잡기 양호
  - 각막 덮임(coverage) 양호
  - 동적 움직임 0.75 mm
  - 렌즈 회전 없음
- 세극등 검사소견 : 양안 모두 깨끗하며 별다른 이상 없음
- 각막지형도 검사결과(topography) :
  - 양안 모두 각막 하부가 스티프하며 상부는 플랫한 형상임(그림 2-6)
- 각막곡률 측정값
  - OD 40.00/42.75@125, 약간 왜곡된 형태의 마이어상
  - OS 40.75/42.62@070, 약간 왜곡된 형태의 마이어상
- 자각식 굴절검사 결과
  - OD −2.50−2.50×050, 20/20, 고스트 이미지가 여전히 나타남
  - OS −2.75−2.00×150, 20/20, 고스트 이미지가 여전히 나타남

위와 같은 임상자료를 바탕으로 감별진단을 하시오. 여러 가능한 진단 중에서 최종 진단을 내리고 해결방법을 결정하시오.

4. 감별 진단

- 원추각막(keratoconus)
- 각막 형태가 뒤틀림(warpage)

5. 진단

- 각막 형태가 뒤틀림(warpage)

6. 해결방법

콘택트렌즈 착용을 중지시켰다. 렌즈 착용자의 각막지형도 검사와 자각식 굴절검사를 1주일마다 실시하였다. 3주 후 복시현상이 사라졌고 각막지형이 정상으로 돌아왔다. 다음과 같은 비구면 RGP 렌즈를 다시 피팅하였다.

- Boston Envision
  - OD 8.30/−3.00/9.6
  - OS 8.20/−3.25/9.6

그러나 새 렌즈를 착용한 후에도 여전히 복시현상이 나타났다. 덧댐굴절검사와 각막지형도 검사를 분석한 결과 렌즈가 휘어진 것을 확인하고 아래와 같은 바이토릭 RGP 렌즈를 주문하였다. 새 렌즈를 착용한 결과 시력과 착용감이 개선되었다.

- OD FluoroPerm 30 $\frac{8.18/-4.00}{8.60/-1.75}$ /9.50 / 8.0
- OS FluoroPerm 30 $\frac{8.10/-4.25}{8.38/-2.25}$ /9.50 / 8.0

7. 해설

콘택트렌즈 착용으로 각막이 뒤틀리는 현상(warpage)은 RGP 착용자에서 종종 나타난다. 렌즈가 중심에서 이탈되면 대부분 각막의 형태가 변하는데, 렌즈와 접한 부위는 플랫하게 나머지 부위는 스티프하게 변형된다. 렌즈가 상방으로 이탈되면 렌즈는 각막하부를 스티프하게 만들어 각막 형상이 원추각막환자와 비슷한 형상을 보이게 된다. 이러한 현상을 가성원추각막(pseudokeratoconus)이라 한다.

각막 뒤틀림은 소프트렌즈 착용자에서는 나타나지 않지만 산소투과율이 낮은 렌즈나 두꺼운 렌즈를 장기간 착용한 경우에 나타날 수 있으며 특히 연속착용자에서 흔하게 나타난다. 두꺼운 소프트 토릭렌즈를 착용한 경우에도 각막 뒤틀림이 생길 수 있다.[1,2] 또한 산소투과율이 낮은 렌즈를 착용하면 특히 각막 하부에 저산소증(hypoxia)에 인한 각막부종이 유발되어 각막 형태가 변하며[1-3] 이 사람의 경우처럼 각막 뒤틀림이 아주 빨리 나타나는 경우도 있다. 각막형태가 왜곡(distortion)되면 흐리게 보이거나 고스트 이미지가 나타날 수 있으며 증상이 심한 경우에는 복시가 나타난다.[1-3] 이 사람의 경우에는 복시현상을 호소하였는데 사실 이 증상은 고스트 이미지로 해석할 수 있다.

이와 같은 문제를 해결하는 방법은 간단하다. 첫째, 원추각막(keratoconus)이나 퇴행성 각막질환도 각막형상이 변형되기 때문에 콘택트렌즈에 의한 것인지 각막질환에 의한 것인지를 구별해야 한다.[1-4] 원추각막과 콘택트렌즈에 의한 각막변형은 증상이 유사하지만 다음과 같이 구분할 수 있다. 첫째, 원추각막 환자의 각막형상은 콘택트렌즈 착용과 상관없이 변하지만 콘택트렌즈에 의한 각막변형은 렌즈를 착용한 시점부터 변한다. 둘째, 콘택트렌즈에 의한 경우에는 각막만곡도가 전체적으로 변하지 않고 특정 부위만 스티프하게 되며 다른 부위는 동일한 양만큼 플랫하게 변한다. 원추각막의 경우에는 각막 하부만 얇고 스티프하게 변하며 다른 부위는 변하지 않는다. 셋째, 콘택트렌즈에 의한 각막변형은 다른 뚜렷한 증상이 없지만 원추각막의 경우에는 보그트선(Vogt's striae), 플라이셔고리(Fleishcer ring), 각막상처 등의 증상이 나타난다. 마지막으로, 콘택트렌즈에 의한 각막 변화는 원상복구 될 수 있으나 원추각막의 경우에는 각막형상이 계속 변한다.

＊용어설명
- 복시(diplopia) : 한 물체가 2개의 이미지로 나타나는 현상(double vision)
- 고스트 이미지(ghost image) : 물체의 선명한 이미지 주위에 약한 그림자와 같은 이미지가 함께 나타나는 현상

각막 형태가 뒤틀린(corneal warpage) 상태에서 렌즈를 다시 피팅할 경우에는 그 원인을 잘 생각해야 한다. 이 사람의 경우는 지름이 크고 두꺼운 토릭렌즈를 착용했기 때문에, 프리즘 발라스트(prism ballast)가 적고 두께가 얇은 렌즈나 프리즘 발라스트가 없는 thin-zone 디자인의 렌즈를 처방하는 것이 좋으며, 중심잡기가 좋은 비구면 RGP 렌즈를 처방하는 것도 좋다. 물론 RGP 렌즈가 각막 뒤틀림을 유발할 수도 있지만 중심잡기가 좋으면 각막변형이나 복시 또는 고스트 이미지가 유발되지 않는다. 이 착용자의 경우처럼 각막난시가 많은 경우 비구면 콘택트렌즈를 처방하면 렌즈가 휘어질 수 있으므로 바이토릭렌즈를 피팅하는 것이 좋다.

8. 요점

- 소프트 콘택트렌즈 착용에 의해서도 각막 뒤틀림이 생길 수 있다.
- 콘택트렌즈에 의한 각막 뒤틀림 현상은 원추각막과 같은 퇴행성 각막질환과 구분되어야 한다.
- 각막 뒤틀림의 원인을 파악하기 위해서는 각막지형도 검사를 지속적으로 하는 것이 중요하다.

9. 참고문헌

1. Hagan S, Kirks M, Johnson J. Corneal warpage (pseudokeratoconus) and soft toric contact lenses: A case report. *Int Contact Lens Clin.* 1998;25(4):114-116.
2. Lebow KA, Grohe RM. Differentiating contact lens-induced warpage from true keratoconus using corneal topography. *CLAO J.* 1999;25(2):114-122.
3. Shovlin JP, Depaolis MD, Kame RT. Contact lens-induced corneal warpage syndrome vs. keratoconus. *Contact Lens Forum.* 1986;11(8):

32-36.

4. Eghbali F. Keratoconus suspect of pseudokeratoconus? *Contact Lens Spectrum*. 1997;12(12):30-32.

임상 사례 2-7

흐릿한 시력

Cloud vision

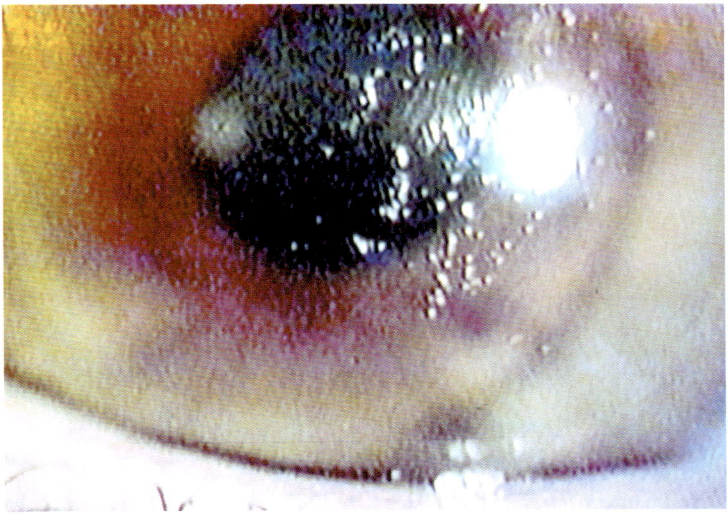

그림 2-7

1. 병력

RGP 렌즈를 착용한 백인 여자가 뿌옇게 보인다고 방문하였다. 지금 착용하고 있는 렌즈는 2년 동안 착용했고 최근에 점점 뿌옇게 보이기 시작했다고 하였다. 콘택트렌즈 착용감은 좋으며 충혈, 자극, 통증 등의 증상도 없다고 하였다. Boston Simplicity 관리용액으로 렌즈를 관리하고 있으며 하루에 16시간 정도 착용한다고 하였다. 그녀의 내과 병력이나 안과 병력은 특이할 만한 것이 없으며 복용하고 있는 약물도 없고 알레르기도 없다.

2. 증상

- 콘택트렌즈를 착용한 상태에서 흐리게 보임(cloudy vision)

3. 검사 결과

- 콘택트렌즈를 착용한 상태에서의 시력
  - OD 20/30
  - OS 20/40
- 덧댐굴절검사 결과
  - OD Plano −0.50×170, 20/30
  - OS Plano sphere, 20/40
- 콘택트렌즈 변수 :
  - OD 7.70/−4.50/9.6/ Boston 7 Envision
  - OS 7.70/−5.75/9.6/ Boston 7 Envision
- 각막곡률 측정값
  - OD 44.25/45.25@080
  - OS 44.50/45.00@100
- 자각식 굴절검사 결과
  - OD −5.00−0.75×165, 20/20
  - OS −6.50−0.50×010, 20/20
- 외안부 검사결과
  - 양안 모두 아무 문제없음
- 세극등 검사소견 :

- 중등도의 메이봄선 기능저하 증상과 안검연에 두꺼운 아이라인이 관찰됨

- 콘택트렌즈 피팅 상태 :
  - 콘택트렌즈가 양안 모두 상측으로(superior central) 이탈됨
  - 동적 움직임 2 mm
  - 어피컬 터치, 중간주변부 클리어런스, 적절한 주변부 클리어런스
  - 렌즈 표면에 기름기 있는 침전물(그림 2-7)

위와 같은 임상자료를 바탕으로 감별진단을 하시오. 여러 가능한 진단 중에서 최종 진단을 내리고 해결방법을 결정하시오.

4. 감별 진단

- 단백질 침전물(protein deposit)
- 콘택트렌즈 표면 오염(surface contamination)
- 메이봄선 기능저하(meibomian gland dysfunction)
- 각막 부종
- 후방의 이상(posterior segment complication)

5. 진단

- 화장과 헤어스프레이에 의한 콘택트렌즈 표면 오염

6. 해결방법

DK 값이 작은 플로로실리콘아크릴레이트(fluorosilicone acrylate) 재질의 Boston ES RGP 렌즈를 새로 주문하였다. Boston Advance Comfort

Formula를 매일 사용하고 일주일에 한번씩 액체 효소세척액(liquid enzyme)을 사용하도록 하였다. 밤에 안검을 온찜질(warm compression)하고 안검 마사지와 안검 청결에 신경 쓸 것을 권하였다. 또한 화장을 할 때 속눈썹 라인(lash line)에는 화장품이 묻지 않도록 하고 헤어스프레이는 눈을 감은 상태에서 사용하라고 하였다. 그 후 그녀는 시력이 잘 나왔으며 아무런 문제가 나타나지 않았다.

7. 해설

플로로실리콘아크릴레이트는 RGP 재질로 많이 사용되고 있다. 이 재질은 실리콘아크릴레이트(silicone acrylate) 재질보다 산소투과율(oxygen permeability)이 높으며 단백질 침전물이 잘 부착되지 않는다. 그렇지만 재질에 포함된 불소(fluorine) 성분 때문에 렌즈 표면에 지용성 침전물이 종종 부착된다.[1] 특히 눈 주위에 로션을 바르거나 화장을 하는 경우에는 지방 침전물이 더욱 많아진다. 또한 눈물이 정상상태가 아닌 경우 특히 메이봄선 기능에 이상이 있거나 건안인 경우에는 지방 침전물이 더욱 많아진다. 렌즈 표면에 소수성의 끈적끈적한 막이 부착되면 렌즈 표면이 눈물에 잘 적셔지지 않아 뿌옇고 흐릿하게 보인다.[2]

오염의 원인을 좀 더 자세히 파악하기 위해서 콘택트렌즈 전문가는 렌즈 착용자의 화장 습관, 사용하는 로션, 눈 화장품의 종류, 헤어스프레이와 눈에 바르는 화학약품 등에 대해서 질문할 필요가 있다. 또한 세안하는 방법, 콘택트렌즈를 착용하고 빼는 습관도 확인하고 렌즈를 착용한 후 화장을 하는지 또는 화장을 한 후 렌즈를 착용하는지도 알아보아야 한다. 또한 착용자가 렌즈를 착용한 후 헤어스프레이를 뿌리는지, 렌즈를 착용하기 전에 핸드 로션을 바르는지도 알아보아야 한다. 만약 렌즈를 착용하기 전에 핸드 로션을 바른다면 순서를 바꾸도록 해야 하며 밤에 안검을 잘 세척하는지도 확인해야 한다. 눈 화장을 완전히 지우지 않은 상태로 잠을 자면 다음 날 렌즈가 오염될 확률이 높아진다.

해결방법은 검사 결과에 따라 달라진다. 안검연을 주의 깊게 관찰하고 눈물 막의 구조와 기능도 살펴보아야 한다. 화장품이 속눈썹 안쪽에 묻어 있으면 눈물막에 화장품이 오염되어 렌즈 침전물이 형성된다. 메이봄선(meibomian gland)이 막혀있거나 메이봄선 염증이 있으면 지방층이 잘 생성되지 않아 건안이 유발될 수 있다. 메이봄선의 기능을 확인하기 위해서 메이봄선을 짜 보는 것도 좋은 방법이며, 메이봄선에 문제가 있으면 온찜질과 안검 마사지를 하고 안검연을 문질러 닦아 내도록(scrub) 한다. 건안의 유무를 확인하기 위하여 눈물막파괴시간(tear breakup time), 쉬르머검사(Schirmer's test), 페놀명주실검사(phenol red-thread test)를 시행하고 형광염색과 리사민그린(lissamine green)염색을 하여 각막과 결막을 확인한다. 마지막으로 렌즈 착용자의 눈 깜박이는 습관을 평가한다. 착용자가 눈을 자주 깜박이지 않거나 불완전하게 눈을 깜박이면 렌즈 표면이 건조해져 침전물이 많이 부착된다.

렌즈 침전물을 효과적으로 해결하기 위해서는 콘택트렌즈 관리방법을 지도한다. 다목적용액(multipurpose system)은 세척액과 소독액을 따로 사용하는 관리방법에 비해 단백질이나 지방 침전물이 효과적으로 제거되지 않는다. 세척액과 소독액을 별도로 사용하는 관리방법을 권하고 액체로 된 단백질제거제(효소세척액)를 사용하도록 하면 렌즈 표면에 소수성 단백질이 부착되는 것을 막을 수 있다.

마지막으로 콘택트렌즈 재질을 다른 것으로 선택한다. Boston 7과 같이 Dk 값이 큰 플로로실리콘아크릴레이트 재질은 지방 침전물이 많은 사람에게는 적합하지 못하다. 지방 침전물이 많은 경우에는 지방성분이 잘 결합되지 않는 실리콘아크릴레이트(silicone acrylate) 재질을 선택한다.

8. 요점

- 눈 화장품, 로션, 헤어스프레이 등이 렌즈 표면에 결합하여 지방막을 형성하면 렌즈 표면이 뿌옇게 되어 시력이 선명하게 나오지 않는다.
- 다목적용액은 화장품 등과 같은 지방침전물을 잘 제거하지 못하다.
- 지방 침전물이 형성되는 것을 방지하기 위해서는 관리방법을 교육하고 관리용액과 콘택트렌즈 재질을 적절하게 바꿔주는 것이 좋다.

9. 참고문헌

1. Bontempo AR, Rapp J. Lipid deposits on hydrophilic and rigid gas-permeable contact lenses. *CLAO J.* 1994;20(4):242-245.
2. Tlachac CA. Cosmetics and contact lenses. *Optom Clin.* 1994;4(1):35-45.
3. Baldwin JS. Cosmetics: Too long concealed as culprit in eye problems. *Contact Lens Forum.* 1986;1(6):38-41.

임상 사례 2-8

안개가 낀 듯한 뿌연 시력
Foggy Vision

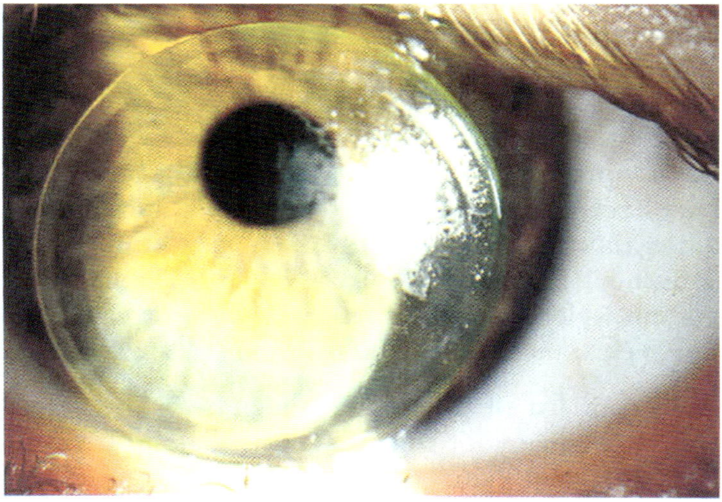

그림 2-8

1. 병력

RGP 렌즈를 착용한 54세 서양남자가 6개월 후 정기검사를 받기 위해 방문하였다. 착용하고 있는 콘택트렌즈는 편안하지만 종종 흐리게 보인다고 하였다. 매일 Boston Advance Daily cleaner로 렌즈를 아주 꼼꼼하게 세척했지만 여전히 흐리하게 보였다고 하였다. 전에는 시력이 잘 나왔는데 2주 전부터 이렇게 흐리게 보이는 증상이 나타났다고 하였다. 건강상태는 좋았으며 복용하는 약물도 없고 알레르기도 없다.

2. 증상

- RGP 렌즈를 착용한 상태에서 안개가 낀 것 같이 뿌옇게 보임 (foggy, cloudy vision)

3. 검사 결과

- 콘택트렌즈를 착용한 상태에서의 시력
  - OD 20/40
  - OS 20/25
- 덧댐굴절검사 결과
  - OD +0.25−0.25×090, 20/40
  - OS Plano−0.50×180, $20/20^{-}$
- 콘택트렌즈 변수
  - 양안 7.90/−3.50/9.5/8.0/Boston ES
- 각막곡률 측정값
  - OD 43.50/43.75@090
  - OS 43.00 sphere
- 자각식 굴절검사 결과
  - OD −4.50 sphere, 20/20
  - OS −4.00 −0.50×090, 20/20
- 외안부 검사 결과
  - 양안 모두 이상이 없고 깨끗함
- 세극등 검사소견
  - 양안에 Grade 3 정도의 메이봄선기능저하증(meibomian gland

dysfunction)
  - 양안에 grade 2 정도의 눈꺼풀테염(blepharitis)
  - 양안의 검연을 따라 grade 1 정도의 안검 홍반(erythema)
- 콘택트렌즈 피팅상태
  - 양안 모두 안검부착피팅
  - 동적 움직임 2 mm
  - 어피컬 얼라인먼트, 중간주변부 얼라인먼트, 중등도의 주변부 클리어런스, 렌즈표면 건조(그림 2-8)

위와 같은 임상자료를 바탕으로 감별진단을 하시오. 여러 가능한 진단 중에서 최종 진단을 내리고 해결방안을 결정하시오.

4. 감별 진단

- 단백질 침전물(protein deposit)
- 콘택트렌즈 표면 오염
- 메이봄선기능저하증(meibomian gland dysfunction)
- 각막 부종

5. 진단

- 메이봄선염(meibomitis)에 의한 RGP 렌즈 표면 오염과 건조

6. 해결방법

콘택트렌즈 착용자의 렌즈를 알코올 성분이 함유된 클리너로 세척하여 침전물을 제거하였다. 착용자에게 Lobob Optimum 세척액으로 렌즈를 매

일 세척하고 1주일에 2번은 액체 단백질 제거제인 Supraclens를 사용하도록 하였다. 또한 안검 청결제를 함께 사용하라고 하였으며 안검이 청결하지 못해서 뿌옇게 보이는 것이라고 설명해 주었다. 수개월 후 이 사람의 안검은 깨끗해졌고 시력도 좋아졌으나 메이봄선염과 눈꺼풀테염(blepharitis)의 증상은 여전히 나타났다.

7. 해설

플로르실리콘아크릴레이트(fluorosilicone acrylate) 재질의 콘택트렌즈는 일반적으로 표면이 쉽게 마르기 때문에,[1,2] 눈물의 지방성분, 눈 화장품, 로션과 메이봄선에서 분비되는 기름성분이 렌즈 표면에 쉽게 결합된다. 특히 렌즈 착용자가 중등도 또는 심한 메이봄선기능저하증이 있는 경우에는 지방이 과다하게 분비되어 렌즈 표면에 결합된다. 결과 렌즈 표면은 불규칙해지고 소수성이 되어 눈물막이 균일하지 못하고 눈물 증발량도 증가한다.[3] 지방 침전물이 형성되면 렌즈를 통해 들어오는 빛이 제대로 굴절되지 않아 흐릿하고 뿌옇게 보이며[4–6], 어떤 경우에는 렌즈를 착용하는 것이 견딜 수 없다고 느끼게 된다.[7] 이러한 시력저하는 덧댐굴절검사를 할 때 도수를 추가해도 시력이 좋아지지 않는다. 따라서 이와 같은 경우에는 세척력이 좋은 세척액으로 렌즈를 세척하도록 하고 렌즈가 다시 오염되지 않도록 해야 한다.

결론적으로 이와 같은 문제를 해결하기 위해서는 첫째, 렌즈 착용자의 안검 상태를 잘 관찰해야 한다. 안검에 중등도 이상의 메이봄선기능저하증과 눈꺼풀테염이 있다면 전통적인 치료방법인 온찜질, 안검연 세척(scrub), 안검 마사지를 하도록 하여 증상을 완화시킬 수 있다. 그러나 메이봄선염이 심한 경우에는 doxycycline이나 minocycline 과 같은 항생제를 경구 투약한다. Bacitracin, erythromycin과 같은 국소적인 항생제

연고를 사용하면 잘 치료되지 않는 눈꺼풀테염도 잘 치료된다. Tobradex와 같은 항생제-스테로이드제가 혼합된 연고제는 염증이 심하거나 통증을 수반하는 눈꺼풀테염에 처방한다.[8] 증상이 호전되면 안검 청결과 콘택트렌즈 세척에 신경을 쓰도록 지도해야 한다.[7,8] 안검을 건강하게 유지하기 위해서는 안검세척제를 적어도 1주일에 2~3회 사용해야 한다. 안검 청결을 중단하면 증상이 다시 나타날 수 있다.

둘째, 적절한 세척액을 권하고 콘택트렌즈 세척에 신경을 쓰도록한다. Boston Laboratory Lens Cleaner 또는 MiraFlow Extra Strength Daily Cleaner와 같이 알코올 성분이 함유된 세척액을 사용하면 RGP 렌즈 표면에 부착된 지방 막을 효과적으로 제거할 수 있다. 그렇지만 세척액에 포함된 알코올 성분이 렌즈 재질에 변화를 줄 수 있으므로 이러한 세척액을 매일 사용하지 않도록 한다. 콘택트렌즈를 취급하는 안경원이나 안과에서는 알코올 성분이 들어간 크리너로 1차 세척한 후 일반 클리너로 2차 세척하고 침윤액(conditioning or wetting solution)에 담군 후 사용하도록 한다. 렌즈 표면이 깨끗해지면 시력은 자연히 좋아질 것이다.

렌즈 착용자에게는 매일 사용하는 세척액을 권해야 한다. 일반적으로 알코올 성분이 들어간 세척액을 권하지 않지만 이 사람의 경우에는 현재 사용하는 Boston 세척액이 효과가 없기 때문에 알코올 성분이 함유된 세척액을 권하는 것이 좋다. 이 때 콘택트렌즈를 세척액에 오래 방치하지 않도록 주의를 주어야 한다. 매일 사용하는 세척액 이외에 일주일에 한번 사용하는 단백질제거제(효소세척액, enzymatic cleaner)도 권하는 것이 좋다. 단백질제거제를 사용하는 것이 지방 침전물을 제거하는 효과는 없지만 렌즈 표면에 단백질이 침착되지 않도록 도와주어 지방 침전물의 부착을 막아준다. RGP 렌즈는 단백질 침전물이 쉽게 부착되지는 않지만 렌즈 표면을 깨끗하게 유지하면 다른 침전물이나 미생물이 부착되지 않기 때문에 Dk 값이 큰 실리콘재질의 렌즈에는 단백질제거제를 사용하는 것이 효과적이다. 또 다른 방법은 다른 종류의 관리방법을 권하는 것이다. Lobob Optimum 또는 Allergan Claris와 같이 Benzyl alcohol이 포함된 세척액을 권하면 benzyl alcohol 성분이 계면활성제와 상호작용을 일으켜 렌즈 표면의 지방 침전물을 효과적으로 제거한다. 세척액을 단백질제거제와 함께 사용하면 지방침전물 제거에 매우 효과적이다.

마지막으로 고려할 사항은 렌즈의 재질이다. Boston ES는 장점이 많은 매우 좋은 재질이지만 습윤성이 나빠 눈물이 부족한 사람에게는 건조감을 유발한다. 습윤성이 좋은 재질로 바꿔주는 것도 하나의 해결방법이다. 이 착용자의 경우는 안검을 깨끗하게 하고 세척액을 바꿔주어 증상이 완화되었기 때문에 재질을 바꾸지 않았지만 만약 계속 흐리게 보인다고 한다면 렌즈 재질을 바꿔주어야 한다. 이와 반대로 안검의 청결이나 세척액을 바꿔주지 않고 콘택트렌즈의 재질만 바꾼다면 안검에 의해 계속 지방 침전물이 형성되기 때문에 증상이 해결되지 않을 것이다.

8. 요점

- 렌즈가 오염되어 건조해지면 흐리게 보인다.
- 렌즈표면이 오염된 원인을 파악해서 증상을 해결해야 한다.
- 메이봄선염과 눈꺼풀테염을 치료하기 위해서는 장기간 안검청결에 신경을 써야 한다.
- 콘택트렌즈 관리용액과 재질을 바꿔주면 렌즈 표면이 마르는 것을 줄일 수 있다.

9. 참고문헌

1. Bontempo AR, Rapp J. Protein-lipid interaction on the surface of a rigid gas-permeable contact lens in vitro. *Curr Eye Res.* 1997;16(12):1258-1262.
2. Bontempo AR, Rapp J. Lipid deposits on hydrophilic and rigid gas-permeable contact lenses. *CLAO J.* 1994;20(4):242-245.
3. Mathers WD. Ocular evaporation in meibomian gland dysfunction and dry eye. *ophthalmol.* 1993;100(3):347-351.
4. Korb D, Henriquiz A. Meibomian gland dysfunction and contact lens intolerance. *J Am Optom Assoc.* 1980;51(3):243-251.
5. Grohe RM, Caroline PJ. RGP non-wetting lens syndrome. *Contact Lens Spectrum.* 1989;4(3):32.
6. Snyder C. Preocular tear film anomalies and lens-related dryness. In:Silbert JA (ed). *Anterior Segment Complications of Contact Lens Wear*, 2nd ed. Boston; Butterworth-Heinemann, 2000:3-21.
7. Paugh JR, Knapp LL, Martinson JR, Hom MM. Meibomian therapy in problematic contact lens wear. *Optom Vis Sci.* 1990;67(11):803-806.
8. Driver PJ, Lemp MA. Meibomian gland dysfunction. *Surv Ophthalmol.* 1996; 40(5):343-367.

임상 사례 2-9

근거리 물체가 흐리게 보임

Blurry Near Vision

Neil A. Pence

1. 병력

교직원인 RT는 19년 동안 매일착용 스케쥴로(daily wear) 소프트렌즈를 아무 문제없이 착용해 왔으며 그녀의 전신 건강상태와 눈의 건강상태는 정상이다. 지금 44세인 RT는 원거리용 소프트렌즈를 착용하고 있고 렌즈 착용 중 특별한 증상은 없으나 어두운 곳이나 밤늦은 시간에 책을 읽기 힘들다고 느끼고 있다. 콘택트렌즈를 착용한 상태에서 굴절검사 결과는 다음과 같다.

- OD 20/20 with a −3.50 CL : 덧댐굴절검사 : −0.25 sphere, 20/15
- OS 20/20+ with a −3.25 CL : 덧댐굴절검사 : −0.25 sphere, 20/15

자각식 굴절검사 결과는 다음과 같다.

- OD −3.75 sphere, 20/15,
- OS −3.50 sphere, 20/15, +0.50 add

원거리 시력을 좋게 하기 위해 근거리 시력의 불편함을 감수하고라도 렌즈의 도수를 약간 올릴 것을 제안했으나 그녀는 잘 보인다고 현재의 도수를 원했다.

14개월 후 45세가 된 RT는 독서하기가 어렵고 근거리 작업 후 피로감이 심하며 작은 글씨를 읽기 힘들어 다시 방문하였다.

2. 증상

소프트렌즈를 착용한 상태에서 근거리 작업이 어려운 상태이다.

3. 검사 결과

- 콘택트렌즈를 착용한 상태에서의 시력
  - OD 20/20 at distance; 20/40 at near
  - OS 20/20 at distance; 20/40 at near
- 덧댐굴절검사 결과
  - OD −0.25 at distance; +0.75 at near
  - OS −0.25 at distance; +0.75 at near
- 자각식 굴절검사 결과
  - OD −3.75 −0.25×80, 20/15
  - OS −3.50 sphere, 20/15 +1.00 add(가입도)

4. 진단

- 노안의 시작(emerging presbyopia)

5. 해결 방법

RT에게 다음과 같은 3종류의 콘택트렌즈에 대해 설명하고 선택하도록 하였다.

1) 단 초점(single-vision)의 원용 콘택트렌즈(도수는 양안 모두 -0.25D 증가시킴)를 착용하고 그 위에 돋보기안경(reading glasses)을 착용하는 방법
2) 모노비젼(monovision)을 위한 단 초점 콘택트렌즈를 착용하는 방법
3) 이중초점(bifocal) 콘택트렌즈를 착용하는 방법

모노비젼을 선택하고 RT의 초기 반응을 평가하였다. RT는 원거리(관찰하기, sighting)와 근거리(초점 맞추기, focusing) 우세 안이 모두 오른쪽 눈이어서 오른쪽 눈을 원거리 교정안으로 결정하였다. 관찰하기(sighting) 우세 안은 "홀인핸드검사(hole-in-the-hand test)"로 결정한다. 초점 맞추기(focusing) 우세 안은 "+1.50D 렌즈 검사법(+1.50D lens test)"으로 결정한다.

- 홀인핸드검사 : 두 손을 겹쳐 양 손의 엄지를 이용해 작은 원을 만들고, 손은 팔의 길이만큼 앞으로 밀고 팔의 높이는 관찰자의 코가 원을 통해 보일 수 있도록 올린 다음 어느 쪽 눈으로 엄지로 만들어진 구멍을 통해 물체를 볼 수 있는지 확인하고 물체를 볼 수 있는 눈을 우세 안으로 결정하는 방법
- +1.50D 렌즈 검사법 : 양안으로 원거리용 시시력표를 보면서 교정이 잘 되는 눈을 결정하는 방법; 변형된 방법으로, +1.50D의 시험렌즈를 양안 앞에 놓고 어느 쪽 눈이 시험렌즈의 영향을 더 많이 받는지를 검사하여 초점 맞추기 우세안을 결정하는 방법

RT에게 처방한 콘택트렌즈는 다음과 같다.

- OD -3.75, 20/15 원거리 시력
- OS -2.50, 20/20 근거리 시력

1주일 후 검사했을 때 RT는 적응을 잘 한 상태였고 모노비젼에 만족하고 있었다. 시력은

- OD 20/15 원거리 시력 : 덧댐굴절검사 결과 : plano, 20/15
- OS 20/20 근거리 시력 : 덧댐굴절검사 결과 : +0.25, 20/20

양안을 모두 뜨고 검사한 결과 RT의 근거리용 왼쪽 눈에 +0.25D를 더 추가했을 때 근거리 시력이 더 좋았으며 근거리 시력의 범위도 좋고 원거리 시력도 개선되었다. RT에게 다음의 렌즈를 6개월간 착용하도록 처방하였다.

- OD −3.75
- OS −2.25

1개월 및 6개월 후 방문했을 때 RT는 모노비젼에 만족하고 있었고 별다른 문제나 어려움이 없다고 하였다.

6. 해설

RT의 임상사례는 여러 점에서 유용한 정보를 제공한다. 첫째, RT는 노안이 조금 빨리 시작된 경우이다. 44세 때 원거리 도수를 약간 저 교정(undercorrection) 한 것이 근거리 작업을 하는데 도움을 주었을 것이다. 이 경우처럼 근거리 시력에 문제를 많이 느낄 때까지는 원거리 도수를 저교정(underminus)하는 것이 종종 도움이 된다. 특히 RT처럼 저 교정을 해도 원거리 시력에 문제가 없다고 한다면 더욱 그러하다. 44세에 모노비젼을 시작할 수도 있지만 콘택트렌즈에 의한 노안 교정은 여러 형태의 타협적인 증상(compromise)이 나타나게 되므로, 저자의 임상적인 경험으로 미루어 볼 때 착용자 스스로 이러한 타협적인 증상이 최선의 상태라는 것

을 인정하도록 하는 것이 좋다고 판단했기 때문에 처음에는 모노비젼을 선택하지 않고 근시를 저 교정하는 방법을 선택하였다. RT는 근거리 시력에 문제가 많이 나타날 때까지 콘택트렌즈에 대한 불만이 적었기 때문에 다른 형태의 콘택트렌즈를 처방하면 좋아하지 않았을 것처럼 보였다.

이와 유사하게 RT가 44세 때 원거리 시력을 완전교정하여 -0.25D를 더 추가해서 처방했다면 그녀는 그동안 원거리 시력이 최선의 상태가 아니었다는 것을 알게 되었을 것이다. 이 방법은 성공적일 수도 있으나 좀 어려운 처방이 되며 착용자가 시력에 대해 타협점을 찾는다 하더라도 이 시점에서는 모노비젼이 최선의 방법이 될 수 없다.

이 착용자의 경우, 두 번째로 흥미로운 사실은 겉으로 보기에는 근거리용 눈에 플러스를 더해 주면 원거리 물체에 초점이 덜 맞춰지는데도 불구하고 원거리 시력이 개선된 것으로 나타났는데 이것은 모순처럼 보일 수 있다. 예상하지 못한 결과이지만 이와 같은 경우는 모노비젼에서 종종 나타나며 특이한 경우가 아니다.

모노비젼의 이론에는 양안의 차이를 최소화하여 처방하라는 지침이 있다. 이러한 처방은 정상적인 양안시와 유사한 상황을 만들어 주기 때문에 다른 검사자도 대부분 동의한다. 한쪽 눈으로 원거리를 주시하면 원거리 시력이 7~10% 정도 타협하기 때문에 원거리 시력을 완전 교정하고 양안의 차이를 최소화하기 위해서 근거리용 눈에는 가입도(add)를 약간 적게 가입하는 것이다.[1]

이러한 처방이 좋다고 하지만, RT의 경우에는 양안의 차이가 조금 더 나도록 처방했을 때 시력이 좋아진 경우이다. 노안 가입도가 적거나 초기 노안의 경우처럼 양안의 차이가 적은 경우에는 뇌가 어느 쪽 눈으로 초점을 맞춰야 하는지 분명히 판단할 수 있어야 모노비젼의 효과가 최대가 된다. 망막 상의 차이(부등시, disparity)가 적으면 뇌에서 두 눈의 이미지를 식별하는 것이 어려워 어느 쪽 눈으로 초점을 맞춰야 할 것인지 판단하기 어려워진다. 따라서 가입도를 높여주면 오히려 뇌가 어느 쪽 눈으로 원거리 또는 근거리에 초점을 맞춰야 할지 쉽게 판단할 수 있어 시력이 좋아지는 경험을 하게 되는데 임상적인 경험으로 보면 가입도가 +1.50D 이하인 사람에서는 이 경우가 잘 적용 된다. 또 다른 이론으로는 가입도가 +1.75D까지 양안시 합(binocular summation)이 상대적으로 좋기 때문에[2] 가입도가 적은 경우에는 양안시 합이 너무 강해서 모노비젼으로 좋은 시력을 얻을 수 없다는 것이다. 따라서 모노비젼에서는 양안의 차이가 좀 더 나도록 처방하면 어떤 눈으로 원거리와 근거리를 볼 것인지 뇌가 잘 선택하여 초점을 맞추기 때문에 좋은 시력을 얻게 된다는 것이다.

이 사람처럼 가입도가 +0.75D ~ +1.25D 범위이며 모노비젼을 해야 할 경우에는 가입도를 조금 더 많게 하여 모노비젼에 쉽게 적응하도록 할 수 있다.[3] 이러한 역설적인 사례에 대해 전문가들은 놀라지 말아야 할 것이다. 그러나 노안이 조금 더 진행된 사람(+2.00 이상)은 양안의 차이가 크기 때문에 처음으로 모노비젼을 처방할 때 부등시의 양을 적게 하면 오히려 더 좋은 처방이 될 수 있다. 임상적으로 가입도가 높은 경우에는 모노비젼의 성공률이 떨어진다고 하는데 이것은 가입도가 +1.75D 이상이 되면 양안시 합(binucular summation)이 현저히 감소하기 때문으로 이해되고 있다. 따라서 노안이 많이 진행된 사람이 처음으로 모노비젼을 할 경우에는 가입도를 검사 값보다 적게 해 주는 것이 좋으며 모노비젼보다는 변형된 모노비젼(modified monovision)으로 처방하는 것이 더 좋을 것이다.

7. 요점

- 근시안이며 초기 노안인 사람의 근거리 시력을 개선시키고자 할 경우에는 원거리 도수를 저 교정하여 처방하는 것이 좋다.
- 초기 모노비젼의 경우에는 근거리 플러스 도수를 더 증가시키면 원거리 시력이 더 좋아지는데, 이것은 양안의 굴절력 차이가 클수록 뇌가 어떤 눈으로 원거리 또는 근거리 물체를 볼 것인지 결정하기가 쉬워지기 때문이다.
- 가입도가 많은 노안의 경우에는 가입도를 약간 적게 처방하는 것이 좋다.

8. 참고문헌

1. Snyder C. Monovision: A clinic view. *Contact Lens Spectrum*. 1989;4(4):30.
2. Loshin DS, Loshin MS, Comer G. Binocular summation with monovision contact lens correction for presbyopia. *Int Contact Lens Clin*. 1982;9(3):161–165.
3. Pence NA. Strategies for success with presbyopes. *Contact Lens Spectrum*. 1994;9(5):30,39.

임상 사례 2-10

근거리 시력에 문제가 있는 경우

More Problems with Near Vision

1. 병력

45세 여성 ML은 정기검사를 받기 위해 방문하였는데 콘택트렌즈를 낀 상태에서 근거리 시력이 나쁘다고 하였다. 그녀는 현재 매일착용 스케줄로 소프트렌즈를 착용하고 있는데 직장에서 서류 작업과 컴퓨터에 데이터를 입력할 때 어려움이 있다고 하였다. 콘택트렌즈는 편안하며 하루에 14시간 정도 착용할 수 있다고 하였다. 렌즈의 세척과 소독은 OptiFree Express로 하고 있으며 다른 문제는 없다고 하였다. 그녀의 안과 병력은 아무 문제가 없으나 갑상선기능저하증(hypothyroidism)이 있어 신드로이드(Synthroid)를 복용하고 있으며 알레르기는 없다.

2. 증상

- 콘택트렌즈를 착용한 상태에서 근거리 시력이 나쁨

3. 검사 결과

- 콘택트렌즈를 착용한 상태에서의 원거리 시력
  - OD 20/20
  - OS 20/20

- 콘택트렌즈를 착용한 상태에서의 근거리 시력
  - OD 20/50
  - OS 20/50
- 콘택트렌즈 변수
  - OD Focus Monthly 8.6/14.0/−4.25
  - OS Focus Monthly 8.6/14.0/−3.75
- 원거리 덧댐굴절검사(over−refraction at distance) 결과
  - OD Plano sphere, 20/20
  - OS +0.25−0.50×090, 20/20
- 근거리 덧댐굴절검사(over−refraction at near) 결과
  - OD +1.25 sphere, 20/20
  - OS +1.50−0.50×090, 20/20
- 피팅상태
  - 양안 중심잡기 양호, 동적 움직임 0.5 mm, 렌즈 표면 깨끗함
- 각막곡률 측정값
  - OD 43.50/44.25@090
  - OS 43.75/44.00@090
- 자각식 굴절검사 결과
  - OD −4.50 sphere, 20/20
  - OS −3.50−0.50×90, 20/20
- 외안부 검사 결과
  - 양안 모두 이상 없음
- 세극등 검사 결과
  - 양안 모두 이상 없음

4. 진단

- 노안(presbyopia)

5. 해결방법

렌즈 착용자가 근거리 작업이 힘들다고 하였고 검사 결과 왼쪽 눈이 비우세안(non dominant)으로 나타났기 때문에 왼쪽 눈에만 다 초점 소프트 렌즈를 피팅하였다. 변형된 모노비젼(modified monovision)은 원거리 시력은 양안시를 유지하면서 근거리 시력을 개선시키는 방법이다. 왼쪽 눈에 처방한 렌즈는 다음과 같다.

- OS Focus Progressive 8.6/14.0/−3.00

새 렌즈를 착용한 후 그녀의 원거리 시력은 20/25⁻, 근거리 시력은 20/25로 나타났다. 양안시력은 원거리 20/20, 근거리 20/25로 나타났다. 오른쪽 눈에는 기존에 착용하던 렌즈를, 왼쪽 눈에는 새 렌즈를 착용하도록 하고 다음 방문 날짜를 잡았다. 다시 방문하였을 때 그녀는 좀 더 선명한 근거리 시력을 원하였다. 덧댐굴절검사를 한 결과 왼쪽 눈에 +0.25D를 추가 했을 때 원거리 시력은 20/30, 근거리 시력은 20/20이 되었으며 양안시력은 원거리, 근거리 모두 20/20이 되었다.

7. 해설

콘택트렌즈를 착용하는 초기 노안의 경우에는 모노비젼(monovision), 다초점콘택트렌즈(multifocal contact lenses), 돋보기안경(reading glasses) 등 여러 방법이 있다. 모노비젼은 근거리 시력은 개선시키지만 원거리 시력을 떨어뜨리고 적응이 종종 어려우며[1] 특히 가입도가 높은 경우에는 더욱 그러하다.[2,3] 또한 노안의 정도가 보통이거나 심한 경우에는 모노비젼의 당위성에 대해서 아직도 논란이 되고 있다.[4] 다초점콘택트렌즈를 처방하면 양안시가 가능하고 근거리 시력은 개선되나 원거리 시력은 떨어지고 특히 소프트렌즈를 착용하는 경우에는 더욱 그렇다. 노안의 정도가 적거나 중간 정도인 경우에는 원거리는 단 초점 콘택트렌즈를, 다른 쪽 눈에는 다초점콘택트렌즈를 처방하는 것이 좋다.[5] 이 변형된 모노비젼은 원거리는 양안으로 보고 근거리는 비우세안으로 보도록 하는 방법으로 대부분의 착용자가 양안시를 유지하는 장점이 있다. 또한 이 방법은 모노비젼으로 한쪽 눈의 상이 흐리게 보이는 것을 싫어하는 사람에게 좋은 방법이 된다.

변형된 모노비젼은 여러 형태가 있으나 일반적인 방법은 우세 안에는 단 초점 원거리용 콘택트렌즈를 처방하고 비우세안에는 다초점콘택트렌즈를 처방하는 것이다.[5] 근거리와 중간거리 도수를 제공하기 위해서 비구면 디자인(aspheric design)을 선택한다. 먼저 렌즈 착용자가 기대하는 시력에 대해 이야기를 나눈 후 피팅해야 한다. 왜냐하면 대부분의 경우 원거리 시력에서 나타나는 타협적인 요소를 반드시 참아내야 하기 때문이다. 이 방법은 일반적으로 모노비젼보다는 덜 흐리게 보이나 단 초점(single vision)으로 원거리를 보는 것과는 뚜렷이 다르다. 렌즈 착용자가 모노비젼을 원하면 적절한 렌즈 디자인과 도수를 결정한다. 15~20분 정도 렌즈가 안정되도록 기다린 후 착용자가 원거리 근거리 도수에 모두 만족한 것으로 보이면 다음 방문 일자를 결정한다. 다음 방문에서는 원거리, 근거리에 대한 양안시력을 측정하고 덧댐굴절검사도 한다. 덧댐굴절검사는 양안을 모두 뜨게 하고 실내조명의 광도에서 검사한다. 렌즈 도수가 정확하게 결정되었다면 덧댐굴절검사 결과는 착용자의 최종 도수에서 ±0.50D 내외로 나와야 할 것이다. 적응을 잘 하는 착용자의 경우에는 시력이 완전하지 않아도 일을 하는데 충분히 잘 볼 수 있다고 이야기한다. ML의 경우에는 서류작업과 컴퓨터 작업을 잘 할 수 있다고 하였다. 그러나 섬세한 그림을 그리는데 것이 어렵다고 하였기 때문에 플러스 도수의 판독기를 사용하도록 권하였다.

초기 노안인 사람에게 다초점콘택트렌즈를 한쪽 눈에만 피팅하면 양안에 모두 피팅한 것보다 더 쉽게 적응한다. 왜냐하면 이 사람들은 가입도가 상대적으로 적기 때문에 근거리교정용렌즈를 착용한 한쪽 눈만으로도 근거리를 잘 볼 수 있다. 그러나 착용자의 나이가 더 많아지면 가입도를 증가시켜야 하므로 근거리 작업을 선명하게 하기 위해서는 양안에 모두 다초점콘택트렌즈를 피팅해야 한다. 한쪽 눈에 다초점콘택트렌즈를 피팅한 경험이 있는 착용자의 경우에는 양안에 다초점콘택트렌즈를 모두 피팅해도 쉽게 적응할 수 있다.

8. 요점

- 변형된 모노비젼은 초기 노안에서 효과적인 방법이다.
- 변형된 모노비젼은 비우세안에 다초점콘택트렌즈를 피팅하는 방법이다.
- 다초점콘택트렌즈로 제공되는 시력은 단초점렌즈를 착용하고 보는 시력과 다르다는 것을 변형된 모노비젼 렌즈를 착용한 사람에게 알려 주어야 한다.

9. 참고문헌

1. Collins M, Bruce A, Thompson B. Adaptation to monovison. *Int Contact* Lens Clin. 1994;21(6):218-223.
2. Collins MJ. Bruce AS. Factors influencing performance with monovision. *J Brit Contact Lens Assoc.* 1994;17(3):83-89.

3. Back A. Factors influencing success and failure in monovision. *Int Contact Lens Clin*. 1995;22(4):165–172.
4. Koetting RA. The safety of monovision. *Prac Optom*. 1999;10(1):10–13.
5. Fisher K. Presbyopic visual performance with modified monovision using multifocal soft contact lenses. *Int Contact Lens Clin*. 1997;24(3):91–99.

제 3 장

잘못된 피팅으로 나타나는 부작용

Fit-Induced Complications

임상 사례 3-1

소프트렌즈 착용자에서 나타난 충혈

Soft Lens Red Eye

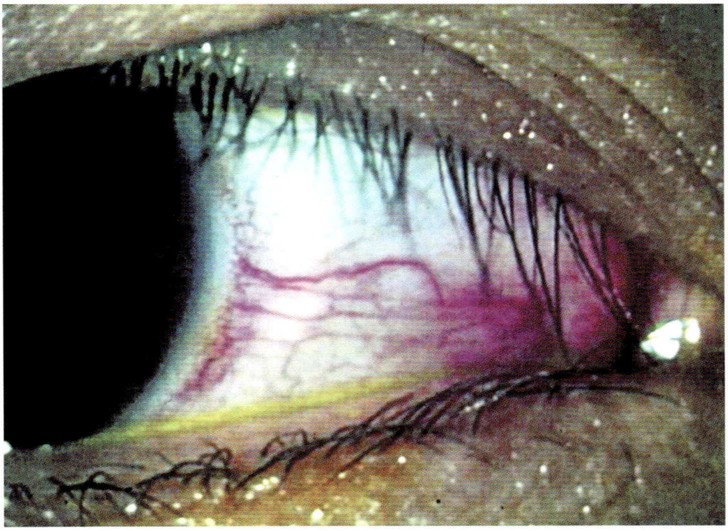

그림 3-1

1. 병력

소프트렌즈를 착용하고 있는 25세 아시아 남자 MD는 눈이 충혈되고 자극감을 심하게 느껴 방문하였다. 저녁이 되면 자극감은 더 심해졌고 날이 갈수록 증상이 점점 심해져 저녁에는 렌즈를 빼는 것조차 어려웠다고 하였다. 그는 8년 동안 소프트렌즈를 7일 연속착용 스케줄로 착용해 왔고 지금 착용하고 있는 렌즈는 3일 동안 연속 착용한 상태라고 하였다. 그는

7일간 콘택트렌즈를 연속으로 착용한 후에는 렌즈를 빼서 AOsept와 효소 세척액으로 세척하고 소독했다고 하였다. 콘택트렌즈는 3개월 마다 새것으로 교환했으며 지금 착용하고 있는 렌즈는 2개월 동안 착용한 렌즈이다. 안과 병력과 내과 병력은 특이한 것이 없으며 복용하는 약물도 없고 알레르기도 없다.

2. 증상

- 콘택트렌즈를 몇 시간 착용하고 나면 충혈과 자극감이 심하다.

3. 검사 결과

- 콘택트렌즈를 착용한 상태에서의 시력
- OD 20/20
- OS 20/20
- 콘택트렌즈 변수
- OD : Focus/8.6/−5.00/14.0
- OS : Focus/8.6/−4.00/14.0
- 콘택트렌즈 피팅상태
- 중심잡기 양호
- 순목 시에도 렌즈 움직임이 없으며 래그(lag)도 없음
- 푸시업 검사(push-up test) 결과 움직임이 아주 적음
- 양안의 콘택트렌즈 표면에 침전물(deposit)이 약간 관찰되었음
- 각막곡률 측정값(렌즈를 뺀 후)
- OD 42.75/43.50@090
- OS 42.50/43.00@080
- 콘택트렌즈를 착용하지 않은 상태에서 자각식 굴절검사 결과
- OD −5.00−1.00×180, 20/20

- OS -4.25-0.25×170, 20/20
- 세극등 검사소견
- Grade 2 정도의 확산된 형태의 구결막충혈
- 각막윤부 상측에 약한 염색
- 양안에 Grade 1 정도의 신생혈관 360° (그림 3-1)

위와 같은 임상자료를 근거로 감별진단을 하시오. 최종진단을 내리고 해결방안을 생각해 보시오.

4. 감별 진단

- 타이트한 피팅(tight-fitting)
- 소프트렌즈 건조(soft lens desiccation)
- 콘택트렌즈급성충혈(contact lens acute red eye)
- 소프트렌즈에 의한 만성 저산소증(chronic hypoxia)
- 거대유두결막염(giant papillary conjunctivitis)
- 상윤부각결막염(superior limbic keratoconjunctivitis)
- 관리용액 방부제에 의한 과민반응(solution-preservative sensitivity)

5. 진단

- 연속착용에 의해 나타난 타이트한 피팅

6. 해결방법

콘택트렌즈 착용자가 심각한 부작용을 호소한 상태가 아니기 때문에 해결방법에 대해 신중하게 접근하였다. 먼저, 충혈(injection)과 염색

(staining)이 사라질 때까지 콘택트렌즈 착용을 중지시키고 7일 동안 인공눈물을 하루에 4회씩 점안하도록 하였다. 충혈과 염색이 사라진 후 베이스커브가 8.9인 Focus 렌즈로 다시 피팅하였다. 콘택트렌즈 착용 스케줄은 최대 3일 동안 연속착용하도록 제한하였고 렌즈는 1개월마다 교환하도록 하였다. 적절한 눈 관리를 위하여 착용 1주일, 1개월 및 6개월 후에 방문할 것을 요청하고 정기방문 때 콘택트렌즈의 피팅상태와 눈의 건강상태를 검사하였다.

7. 해설

소프트렌즈 피팅상태가 타이트하면 부작용이 많이 나타난다.[1,2] 많은 경우 처음에는 콘택트렌즈가 잘 맞는 것 같지만 몇 개월이 지나면 각막에 부착된다. 연속착용을 한 경우에는 렌즈가 더 건조해지기 때문에 이 증상은 더욱 심하게 나타난다. 이 경우는 심각한 부작용이 생기지 않은 다행스런 경우이나 구결막 충혈과 각막상부 염색은 다른 부작용으로 진행될 수 있다는 것을 알려주는 증상이다. 따라서 가장 먼저 해야 할 일은 충혈과 염색이 사라질 때까지 렌즈 착용을 중지시키는 것이다. 인공눈물은 눈을 진정시키고 상피 재생을 촉진한다. 이 착용자의 경우 가장 큰 문제점은 타이트한 피팅과 연속착용이다. 타이트한 피팅은 플랫한 베이스커브의 렌즈로 다시 피팅하면 해결될 수 있으나, 렌즈를 연속착용하면 피팅상태가 계속 타이트해지기 때문에 문제가 될 수 있다. 이 착용자의 경우에는 미세낭포(microcyst), 신생혈관(neovascularization) 및 침윤(infiltrates)과 같은 심각하고 만성적인 증상이 나타나지 않았기 때문에 콘택트렌즈를 루스하게 피팅하면 연속착용을 어느 정도 허용해도 될 것으로 생각하였다. 그러나 착용자에게 콘택트렌즈의 연속착용을 줄이도록 충고하고 가급적 매일착용 스케줄로 착용하도록 권하는 것이 좋다. 또한 렌즈 교환 시기를 1개월 정도로 짧게 하여 렌즈 표면에 침전물이 형성되지 않도록 하면 부작용을 막을 수 있다.

이 착용자의 증상을 보고 거대유두결막염(giant papillary conjunctivitis)으로 생각할 수도 있으나[1,2] 상안검 결막에 충혈과 유두(papillae) 증상이 없기 때문에 그 가능성을 배제하였다. 상윤부각결막염(superior limbic keratoconjunctivitis)도 구결막 상부에 충혈과 자극감(irritation)을 유발할 수 있으나, 이 경우에는 충혈이 상측 구결막 부위에만 국한되기 때문에 원인으로 생각하지 않았다.[1,2] 관리용액의 방부제에 의해서도 자극과 확산된 형태의 충혈이 나타나지만 이 경우에는 콘택트렌즈를 착용한 직후에 열감(burning)이나 찌르는 듯한 자극(stinging)을 느끼게 된다. 관리용액의 문제라고 생각되는 경우에는 관리용액을 바꿔 준 후에 증상이 계속 나타나는지 확인해야 한다. 마지막으로 콘택트렌즈가 건조해지면 이와 유사한 증상이 나타날 수 있으나 이 착용자의 경우에는 피팅상태가 타이트한 것이 문제라고 확신하였기 때문에 배제하였다.

'콘택트렌즈급성충혈' (contact lens acute red eye, CLARE)은 일반적으로 소프트렌즈 착용자에서 단안에 발생되며 심한 통증, 수명, 유루 및 충혈이 함께 수반되고 이른 아침에 증상이 나타난다.[1-3] 이 경우에는 상피염색은 나타나지 않고 상피하침윤(subepithelial infiltrates) 현상이 나타난다. 이러한 염증성 반응은 세균과 독소가 타이트하게 피팅된 렌즈에 부착되어 나타나는 증상이다.

'소프트렌즈에 의한 만성저산소증' (Soft Lens Associated Chronic Hypoxia, SLACH)은 저산소증으로 상피부착력이 약해져 소프트렌즈를 빼는 과정에서 상피가 렌즈에 붙어 떨어지는 증상이다.[4] 이것은 Dk 값이 작은 소프트렌즈를 연속착용한 경우, 각막이 만성적인 저산소증 상태가 되고 그 결과 유발된 상피찰과상이 잘 치유되지 않아 나타난다.

소프트콘택트렌즈 연속착용자의 경우에는 부작용이 이 임상사례보다 더 심각하게 나타날 수 있다.[2] 콘택트렌즈의 피팅이 타이트한 경우 부작용은 매일착용자에 비해 연속착용자에서 더 많이 나타난다. 렌즈피팅 상태가 타이트하면 심각한 문제를 유발할 수 있기 때문에 조기에 발견하여 다시 피팅하는 것이 좋으며 특히 연속착용자의 경우에는 더욱 그러하다.

8. 요점

- 소프트렌즈의 피팅 상태가 타이트하면 충혈과 자극감이 나타난다.
- 타이트한 소프트렌즈를 착용하면 미세낭포, 신생혈관 및 침윤현상 등의 만성적인 부작용이 발생한다.
- 연속착용을 하면 렌즈의 피팅상태가 타이트해 지고 침전물에 의한 부작용이 유발된다.

9. 참고문헌

1. Silbert JA. Inflammatory responses in contact lens wear. In: Silbert JA (ed). *Anterior Segment Complications of Contact Lens Wear*, 2nd ed. Boston:Butterworth-Heinemann, 2000:109-131.
2. Swarbrick HA, Holden BA. Complications of hydrogel extended wear lenses. In: Silbert JA (ed). *Anterior Segment Complications of Contact Lens Wear*, 2nd ed. Boston: Butterworth-Heinemann, 2000:273-308.
3. Holden BA, LaHood D, Grant T, et al. Gram-negative bacteria can induce contact lens related acute red eye (CLARE) responses. *CLAO J*. 1996;22(1):47-52.
4. Wallace W. The SLACH syndrome. *Int Eyecare*. 1985;1(3):220.

□ 임상 사례 3-2

소프트렌즈 착용자에서 나타난 통증

Pain With Soft Lens Wear

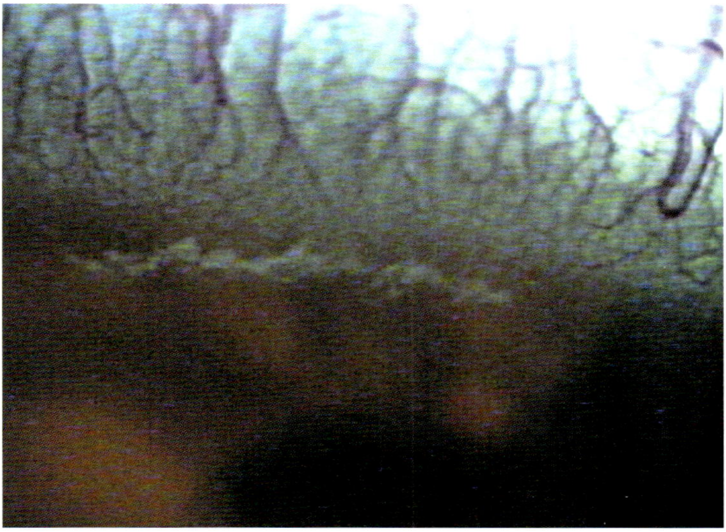

그림 3-2

1. 병력

콘택트렌즈를 착용하는 35세 아시아 남자가 하루 전부터 오른쪽 눈에 통증이 있다고 방문하였다. 시력저하도 없고 점액성 분비물(mucous discharge)도 없으며 수명(photophobia)과 충혈 현상도 없었다. 그는 10일 전에 Purevision 실리콘하이드로겔렌즈를 처음 착용했고 이 렌즈를 7일 연속착용 스케줄로 착용하고 있다. 이 렌즈 착용자의 경우 1주일 후 정기검사를 하였을 때 별다른 문제가 발견되지 않았고 검사가 끝난 후 렌즈를 세척하고 소독한 후 다시 착용하도록 하였다. 현재의 렌즈는 3일간 연속 착용한 상태였다. 그는 전에도 소프트렌즈를 착용했었는데 아무런 문제가 없었다. 안과 병력과 내과 병력은 없으며 복용하는 약물도 없고 단지 페니실린에 대한 알레르기가 있다.

2. 증상

- 이틀 동안 약간 찌르는 듯한 통증이 있음

3. 검사 결과

- 시력(콘택트렌즈 착용상태)
  - OD 20/15
  - OS 20/15
- 콘택트렌즈 변수
  - OU Purevision/8.6/14.0/−3.75
- 덧댐굴절검사 결과
  - OD plano sphere, 20/15
  - OS plano sphere, 20/15
- 콘택트렌즈 피팅상태 평가
  - 양안 모두 중심잡기 좋음
  - 렌즈의 동적 움직임 0.5 mm
  - 푸시업 움직임(push-up movement) 좋음
- 세극등 검사소견
  - OD : 구결막 상부의 충혈, 각막 상부에 윤부와 나란한 형태의 상피손상 및 염색(그림 3-2)

- OS : 정상 소견 보임

- 각막곡률 측정값(1차 방문 시)
  - OD 41.50/42.25@090
  - OS 41.75/42.00@090
- 자각식 굴절검사 결과(1차 방문 시)
  - OD −4.00−0.50×180, 20/15
  - OS −3.75−0.50×180, 20/15

위와 같은 임상자료를 근거로 감별진단을 하시오. 최종진단을 내리고 해결방법을 생각하시오.

4. 감별 진단

- 상윤부각결막염(superior limbic keratoconjunctivitis)
- 각막상부아치형상피손상(superior epithelial arcuate lesion, SEAL)
- 콘택트렌즈급성충혈(contact lens acute red eye)
- 거대유두결막염(giant papillary conjunctivitis)
- 관리용액 과민반응(solution−preservative sensitivity)

5. 진단

- 각막상부아치형상피손상(Superior epithelial arcuate lesion, SEAL)

6. 해결 방법

상처가 치료될 때까지 콘택트렌즈 착용을 중지하고 무방부제 인공눈물을 1시간 마다 점안하도록 하였다. 3일 후에 검사한 결과 각막상처는 대부분 치료되었다. 6일 후에는 각막상처가 완전히 치료되었다. 렌즈 착용자에게 플랫한 베이스커브의 Purevison이 출시될 때까지 하루용 디스포저블렌즈(daily disposable lens)를 착용하도록 권하였다.

7. 해설

각막상부아치형상피손상(SEAL)은 상피손상(epithelial splitting)이라고도 하며 타이트한 소프트렌즈를 연속착용할 때 나타나는 물리적인 손상이다.[1-4] 이 증상은 렌즈 주변부커브의 연접부위에 의해 각막상측 주변부가 만성적으로 함몰되어 나타나는 현상으로 윤부와 평행한 방향으로 나타난다.[3] 이 현상은 특히 렌즈의 주변부 두께가 두꺼울수록, 모듈러스(뻣뻣한 정도, modulus)가 클수록 많이 나타난다. 또한 상안검이 타이트하면 렌즈가 각막을 더 많이 누르게 된다. 렌즈를 오랜 기간 착용하면 각막상부쪽 상피가 물리적인 자극을 받아 손상되기 시작하며 주변의 결막도 점차 충혈되고 어떤 경우에는 약한 통증을 느끼게 된다. 염증이 없는 경우가 일반적이지만 상피는 비대(hypertrophy)해져서 상처 부위에 쌓이고 상처가 있는 부위는 상피가 손상되었기 때문에 형광용액에 의해 염색이 잘 된다. 시간이 더 경과하면 상처 부위에는 혈관이 형성되어 판누스(pannus)가 나타난다.

SEAL을 치료하기 위해서는 렌즈 착용을 중단해야 한다. 항생제 투여는 반드시 필요하지는 않다. 국소적으로 윤활제(lubricant)를 점안하면 증상이 약해지며 상처는 1-2주 내에 치료된다. 증상이 치료된 후 재발을 방지하기 위해서는 다른 렌즈로 피팅하는 것이 좋다. 주변부 두께가 얇은 렌즈로 피팅하거나 모듈러스가 낮은 재질로 바꿔 주어야 하며 베이스커브를 플랫하게 피팅하는 것도 도움이 된다. 또한 연속착용은 반드시 피해야 한다.

이 착용자의 경우는 각막이 플랫하고 상안검이 타이트해서 PureVision

렌즈가 적합한지 의문을 가질 만 하다. 이 착용자의 경우에는 렌즈 움직임은 조금 있지만 재질이 빳빳하기 때문에 타이트한 피팅상태로 볼 수 있다. 따라서 렌즈의 주변부가 각막을 눌러 SEAL 현상이 나타날 수 있다. 이 경우처럼 산소투과성이 좋은 렌즈라도 SEAL 증상이 나타나는 것을 보면 저산소증이 SEAL의 원인이 아니라는 것을 알 수 있다.[4]

실리콘하이드로겔렌즈는 장점이 많지만 이와 같은 문제가 생길 가능성도 있기 때문에 피팅과 착용자관리에 주의를 기울여야 한다.

8. 요점

- SEAL은 각막 윤부와 평행하게 나타나는 상피손상이다.
- SEAL은 타이트하게 피팅 되었거나 렌즈 주변부가 두껍거나 모듈러스가 큰 재질의 렌즈를 착용한 경우에 나타난다.
- 각막이 플랫하거나 상안검이 타이트한 사람이 콘택트렌즈를 연속착용하면 SEAL이 발생할 확률이 높아진다.
- SEAL은 비염증성 증상으로 렌즈 착용을 중단하고 인공눈물을 점안하면 치료된다.

9. 참고문헌

1. Davis LJ, Lebow KA. Non-infectious corneal staining. In: Silbert JA (ed). *Anterior Segment Complications of Contact Lens Wear*, 2nd ed. Boston:Butterworth-Heinemann, 2000:83.
2. Malinovsky V, Pole J, Pence NA, et al. Epithelial splits of the superior cornea in hydrogel contact lens patients. *Int Contact Lens Clin*. 1989;16(9):252-255.
3. Young G, Mirejovsky D. A hypothesis for the aetiology of soft contact lens-induced superior arcuate keratopathy. *Int Contact Lens Clin*.

1993;20(9):177–179.d

4. Holden BA, Stephenson A, Stretton S, et al. Superior epithelial arcuate lesions with soft contact lens wear. *Optom Vis Sci*. 2001;78(1):9–12.

임상 사례 3-3

고함수 소프트렌즈 착용자에서 나타난 불편감

Soft Lens Discomfort

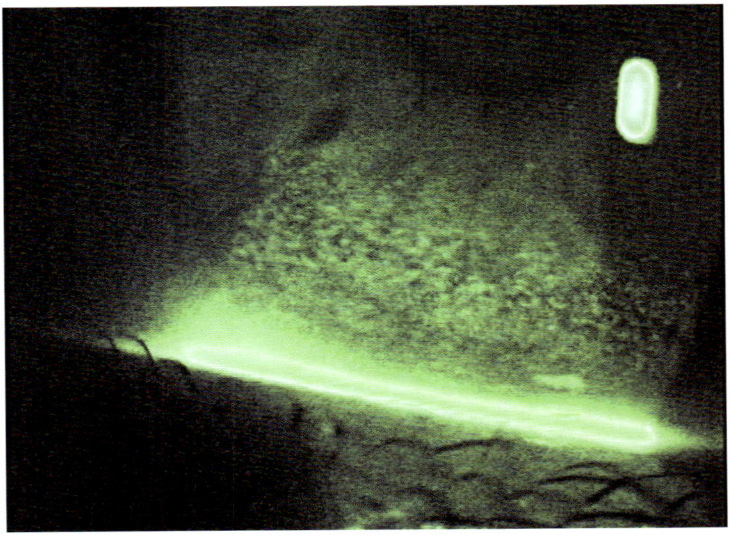

그림 3-3

1. 병력

35세 서양여성 AB는 이온성, 고함수 재질의 디스포저블 소프트콘택트렌즈를 매일착용 스케줄로 6년간 착용해 왔다. 그녀는 하루 평균 14시간 정도 렌즈를 착용했으며 1개월 마다 새 렌즈로 교체했다. 지금 착용하고 있는 렌즈는 3주간 착용한 렌즈이며 다목적용액을 사용하여 렌즈를 관리하고 있으며 효소세척액은 사용하지 않는다고 하였다. 그녀는 콘택트렌즈 착용 후 건조감이나 자극을 느끼면 윤활제를 종종 사용했는데 최근에는 증상이 예전보다 심해졌다고 하였다. 그녀는 지난 수개월 동안 렌즈 착용 중 건조감과 자극을 느꼈으며 직장에서는 증상이 더 심했다고 하였다. 현재 피임제를 복용하고 있으며 특이할 만한 병력은 없다. 그녀는 회계사로 하루 종일 컴퓨터 앞에서 일을 하고 있다.

2. 증상

- 지난 2-3개월 동안 렌즈를 착용하고 2-3시간이 지나면 건조감과 자극을 느낌
- 약한 결막 충혈
- 렌즈 착용시간이 줄어들었음

3. 검사 결과

- 시력(콘택트렌즈 착용상태)
  - OD 20/20
  - OS 20/20
- 콘택트렌즈 변수
  - OD Acuvue 8.8/14.0/−1.75
  - OS Acuvue 8.8/14.0/−1.50
- 덧댐굴절검사
  - OU plano, sphere, 20/20
- 콘택트렌즈 피팅 상태
  - 양안 모두 콘택트렌즈가 각막의 상외 측으로 약간 치우침
  - 각막 덮임은 좋음
  - 렌즈의 동적 움직임은 0.25 mm

- 렌즈표면에 단백질 침전물이 약간 보임

- 각막곡률 측정값
  - OD 43.75/44.00@090
  - OS 44.00 sphere
- 자각식 굴절검사 결과
  - OD −1.75 sphere, 20/20
  - OS −1.50 sphere, 20/20
- 외안부 검사소견
  - OU grade 1~2 정도의 검열내충혈(interpalpebral injection)
- 세극등 검사소견 :
  - OU 각막하부에 grade 1~2 정도의 각막상피층의 점상염색(corneal epithelial punctate staining)이 관찰됨(그림 3-3)

위와 같은 임상자료를 근거로 감별진단을 하시오. 최종진단을 내리고 해결방법을 생각해 보시오.

4. 감별 진단

- 소프트렌즈 탈수(soft lens desiccation)
- 거대유두결막염(giant papillary conjunctivitis)
- 소프트렌즈 오염(solt lens spoliation)
- 방부제 과민반응(preservative sensitivity)
- 물리적 손상에 의한 염색(mechanical staining)
- 바이러스결막염(viral conjunctivitis)

5. 진단

- 소프트렌즈 탈수(soft lens desiccation)

6. 해결 방법

환자에게 Proclear compatible 소프트렌즈를 피팅하였다.

- OD 8.6/14.2/−1.75
- OS 8.6/14.2/−1.50

렌즈 착용자에게 건조감을 느끼면 윤활제를 점안하라고 하였다. 그 후 그녀는 자극과 건조감을 약간 느끼지만 증상이 현저히 줄었다고 하였으며 각막염색도 많이 줄어들었다.

7. 해설

소프트렌즈가 마르는 현상은 콘택트렌즈 착용자에서 일반적으로 흔히 나타난다. 진단을 할 때에는 착용자 개인별 병력을 참고해야 한다.[1] 렌즈 착용자에 따라 자극과 건조감을 애매하게 표현하는 경우가 많으므로 주의 깊게 판단해야 하며, 건조감을 모래가 들어간 것 같은 느낌 또는 이물감으로 느끼는 경우도 있다. 콘택트렌즈 착용시간은 관찰자 입장에서 중요한 판단 자료가 된다. 렌즈가 건조해지는 경우, 오전 시간에는 불편 없이 렌즈를 착용하지만 시간이 지나면서 건조하다고 느끼게 된다. 오래 착용한 렌즈일수록 단백질 침전물이 많아 렌즈가 빨리 마르고, 습도가 낮거나 실내에서 근무하는 경우에는 더욱 빨리 마르며,[2] 독서, 컴퓨터 작업 등 근거리 작업을 많이 하면 눈을 적게 깜박이기 때문에 렌즈가 쉽게 마른다.

눈물막이상(tear dysfunction), 눈꺼풀테염(blepharitis), 건성각결막

염(keratitis sicca)은 안구건조증을 유발할 수 있고 이러한 경우에는 렌즈가 더 빨리 마른다.[3] 쇼그렌증후군(Sjögren's syndrome), 류마티스성관절염(rheumatoid arthritis)과 같은 전신질환이 있는 경우에도 안구건조증이 유발된다. 또한 항히스타민제나 피임약과 같은 약물을 복용하면 눈물생산이 감소한다.

소프트렌즈가 마르면 렌즈는 렌즈후면눈물(post-lens tear film)을 끌어당기게 되고 이것이 각막건조로 이어진다. 각막이 마르면 각막표층 점모양 찰과상(superficial punctate erosion)이 유발되고 이 부위는 점점 확대되어 각막의 중앙하부 쪽으로 진행된다. 두께가 얇은 고함수 렌즈일수록 렌즈 후면이 빠르게 그리고 심하게 마른다.[4,5] 따라서 렌즈건조 현상이 나타나면 두께가 두꺼운 저함수 렌즈로 피팅하거나 탈수가 잘 되지 않는 재질을 선택한다.[6] 또한 인공눈물과 같은 점안 액을 사용하는 것도 도움이 되는데 이 방법은 일시적으로만 효과가 있다.[7,8] 누점폐쇄(punctal occlusion)는 수성층(aquaous layer)이 부족한 사람에게 효과적인 방법이다.[9] 눈꺼풀테염(blepharitis), 메이봄선염(meibomitis)과 같은 안검질환은 눈물의 질을 떨어뜨리기 때문에 콘택트렌즈의 변수를 바꾸기 전에 이에 대한 치료가 우선되어야 한다.[3]

이 착용자의 경우에는 안구건조증이 주된 증상이며 증상이 양안에 모두 나타났고 컴퓨터를 오래 사용하는 중에 증상이 심해졌다. 또한 피임약을 복용하고 있으므로 안구건조증이 더욱 악화될 수 있을 것으로 보인다. 안검을 반전시켜본 결과 상안검이 깨끗하였기 때문에 거대유두결막염(giant papillary conjunctivitis)의 가능성은 제외시켰고 렌즈가 약간 더럽기는 하였지만 매달 주기적으로 렌즈를 교환하고 있었기 때문에 렌즈오염의 가능성도 배제하였다. 방부제에 대한 과민반응은 용액을 사용한 수개월 또는 몇 년 후에 나타나며 열감, 가려움 등이 주증상이고 렌즈를 착용한 직

후에 증상이 나타난다. 이 착용자의 경우에는 증상이 오후 늦게 나타났기 때문에 방부제에 대한 과민반응도 아닐 것으로 생각했다. 또한 이 사람의 경우에는 일을 하는 동안 증상이 심해졌고 검열내결막(interpalpebral conjunctiva)에만 충혈이 나타났기 때문에 충혈이 전반적으로 확산된 형태로 나타나는 바이러스결막염도 아니라고 판단하였다.

8. 요약

- 탈수현상이 적은 재질을 사용하면 소프트렌즈에 의한 안구건조증을 상당히 줄일 수 있다.
- 렌즈를 다시 피팅하기 전에 눈물 막을 불안정하게 하는 질환은 반드시 치료해야 한다.
- 안구건조증을 치료하기 위해서는 인공눈물을 점안하고 콘택트렌즈를 자주 교체해 주며, 누점을 폐쇄하는 수술을 한다.

9. 참고문헌

1. Orsborn G, Robboy M. Hydrogel lenses and dry-eye symptoms. *J Br Contact Lens Assoc*. 1989;11(6):37.
2. Andrasko G. Hydrogel dehydration in various environments. *Int Contact Lens Clin*. 1983;10(1):22.
3. Farris RL. Contact lenses and the dry eye. *Int Ophthalmol Clin*. 1994;34(1):129-136.
4. Orsborn GN, Zantos SG. Corneal desiccation staining with thin high water content contact lenses. *CLAO J*. 1988;14(2):81-85.
5. Little SA, Bruce AS. Role of the post-lens tear film in the mechanism of inferior arcuate staining with ultrathin hydrogel lenses. *CLAO J*. 1995;21(3): 175-181.d
6. Brennan NA, Efron N. Hydrogel lens dehydration: A material-

dependent phenomenon? *Contact Lens Forum*. 1987;12(4):28.

7. Efron N, Golding TR, Brennan NA. The effect of soft lens lubricants on symptoms and lens dehydration. *CLAO J*. 1991;17(2):114-119.
8. Lowther GE. *Dryness, Tears and Contact Lens Wear*. Boston: Butterworth-Heinemann, 1997.
9. Slusser TG, Lowther GE. Effects of lacrimal drainage occlusion with nondissolvable intracanalicular plugs on hydrogel contact lens wear. *Optom Vis Sci*. 1998;75(5):330-338.

임상 사례 3-4

RGP 콘택트렌즈 착용자에서 나타난 충혈 1

Redness with the Rigid Gas-Permeable Lenses

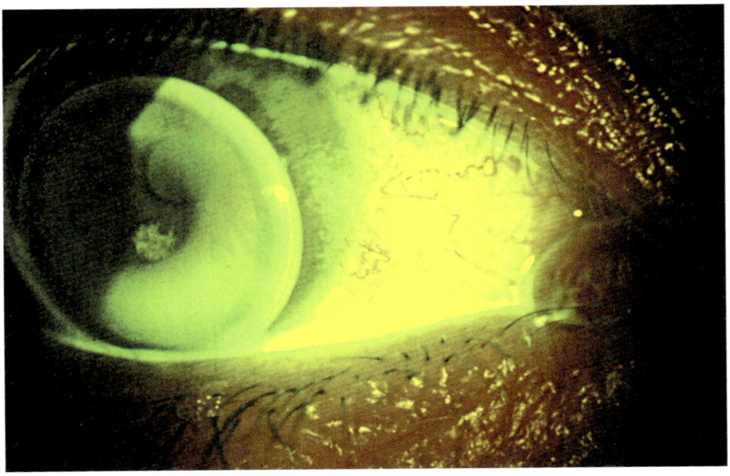

그림 3-4

1. 병력

45세 서양남자 BR씨는 RGP 렌즈를 착용하고 있는데 충혈과 자극 때문에 불편하다고 하였다. 그는 원추각막 환자로 20년 동안 RGP 콘택트렌즈를 착용해 왔는데 2주 전부터 충혈과 자극을 느끼기 시작했다. 시간이 지날수록 증상이 점점 악화되었고 렌즈를 빼고 나면 증상이 사라졌다고 하였다. 그는 원추각막 이외에 별다른 안과적인 문제나 내과적인 문제를 갖고 있지 않다. 그는 하루에 16시간 정도 콘택트렌즈를 착용하며 Boston

Original 관리용액을 사용하여 렌즈를 관리하고 있다.

2. 증상

- 양안에 보통 정도의 구결막 충혈(moderate bulbar injection)
- 양안에 보통 정도의 자극(irritation)이 있으며 시간이 지나면 증상이 악화됨

3. 검사 결과

- 콘택트렌즈를 착용한 상태에서의 시력
  - OD 20/20
  - OS 20/15
- 콘택트렌즈 변수
  - OD polycon Ⅱ/7.40/−3.25/9.5
  - OS Boston RXD/7.70/−2.00/9.6
- 콘택트렌즈 피팅 상태
  - OD : 하방이탈(inferior position), 동적 움직임 1 mm, 약한 three-point touch, 렌즈 표면은 깨끗하며 촉촉함
  - OS : 중심잡기 양호, 동적 움직임 2 mm, 어피컬 클리어런스, 주변부 클리어런스 좋음
- 외안부 검사 : 양안 모두 grade 3 정도의 검열내충혈
- 세극등 검사소견
  - OU : 각막 주변부에 grade 3의 유합된 점상염색(coalesced punctate staining)
  - OD : 약한 어피컬 염색, 각막중심부 스트리에(striae) (그림 3-4)
- 각막곡률 측정값(각막지형도 검사, topography)

- OD 46.10@150/43.20@070
- OS 45.48@180/44.87@090

- 자각식 굴절검사 결과
- OD −1.25−3.50×080, 20/30
- OS −3.00−0.50×105, 20/20

위와 같은 임상자료를 바탕으로 감별진단을 하시오. 여러 가능한 진단 중에서 최종 진단을 내리고 해결방법을 생각하시오.

4. 감별 진단

- 각막 찰과상(corneal abrasion)
- GP 렌즈 건조(GP lens desiccation)
- 거대유두결막염(giant papillary conjunctivitis)
- 오염된 렌즈로 인한 불편감
- 방부제에 대한 과민반응
- 바이러스결막염
- 알레르기결막염

5. 진단

- GP 렌즈 건조(3시-9시 방향 염색)

6. 해결 방법

방부제에 의한 과민반응으로도 볼 수 있어 다른 방부제가 들어간 관리 용액으로 바꿔 주었으나 증상이 사라지지 않아서 각막 건조(corneal desiccation)로 판단하였다. 렌즈 재질은 습윤성과 Dk 값을 증가시키기 위하여 FluoroPerm 30으로 변경하고 지름이 작은 렌즈로 다시 피팅하였으나 각막 염색(staining)이 계속 나타났다.

동일한 RGP 렌즈에 아큐브 디스포져블렌즈를 함께 피팅하는 피기백(piggyback) 렌즈를 시도한 결과 건조감과 각막 염색이 현저히 줄어들었다. 그렇지만 건조감은 여전히 나타났기 때문에 피기백 렌즈를 포기하고 누점을 폐쇄(punctal occlusion)하였다. 콜라겐을 이용하여 누점을 폐쇄(collagen punctal plug)한 결과 증상이 호전되어 실리콘으로 누점을 폐쇄하였다. 그 후 그는 윤활제를 사용하지 않고도 RGP 렌즈를 착용할 수 있게 되었다

7. 해설

콘택트렌즈를 착용한 후 나타나는 건조감은 RGP 렌즈 착용자에서 일반적으로 흔히 나타나는 증상이다. 대부분의 경우에는 증상이 약해서 모니터링 정도만 필요하다.[1,2] 그러나 증상이 심한 경우에는 충혈과 불편감이 심각하게 나타난다. 이 착용자는 중증 이상의 안구건조증(dry eye)이 있고 콘택트렌즈 피팅 상태로 보아 안구건조증이 더욱 심해질 수 있는 경우이다. 렌즈가 하방으로 이탈되거나 움직임이 적으면 눈 깜박임이 불완전해지고 눈물순환이 나빠져 각막 주변부는 심하게 건조해진다.[3] 눈 깜박임이 불완전해지는 이유는 상안검이 렌즈의 상측 엣지를 내려올 때 안검을 자극하여 불편을 느끼기 때문이며, 눈 깜박임이 불완전하면 눈 깜박임 횟수가 줄게 된다. 또한 눈을 깜박일 때 렌즈 엣지가 안검에 살짝 붙잡혀 있게 되어 렌즈가 각막표면에서 떨어지기 때문에 각막의 3시-9시 부위는 잘 적셔지지 않는다. 따라서 각막의 이 부위는 건조해지고 염색이 생기며, 3시-9시 방향 주위의 구결막은 각막에 산소를 공급하기 위해 충혈된다.[4]

세극등으로 관찰하면 처음에는 염색이 GP 렌즈에 의한 찰과상처럼 보인다. 그렇지만 자세히 관찰해 보면 염색이 발생한 부위는 렌즈의 엣지 바깥쪽인 것을 알 수 있으며 이것이 진단에 유용한 단서가 된다.[5] 만약 렌즈의 엣지 안쪽 부위에 염색이 보이면 엣지가 날카롭거나 주변부 커브의 연접부위가 문제인 것으로 생각할 수 있다. 거대유두결막염이나 오염된 콘택트렌즈가 원인일 것으로도 추측해 볼 수 있는데, 거대유두결막염은 상안검을 반전시켜 보면 쉽게 확인할 수 있으며, 렌즈가 오염된 것이라면 새 렌즈를 처방하면 증상이 사라진다. 관리용액에 의한 과민반응은 확산된 형태의 충혈과 염색이 증상으로 나타나고 관리용액을 바꿔주면 증상이 사라지기 때문에 이 또한 쉽게 확인할 수 있다. 이 착용자의 경우에는 다른 관리용액을 사용하도록 하였지만 증상이 사라지지 않아 관리용액에 의한 문제는 아니라고 판단하였다.

또한 결막염의 가능성도 생각하였지만 이 사람의 경우에는 각막주변부가 건조해진 것이기 때문에 결막염의 가능성도 제외하였고 증상이 양안성이며 점액성 분비물(mucous discharge)이 관찰되지 않았기 때문에 세균결막염이 아니라고 판단하였다. 바이러스결막염도 흔한 경우이지만 이 경우에는 종종 상기도염(upper respiratory infection)과 합병되며 귓바퀴앞림프절병증(preauricular adenopathy)이 수반되는데 이 사람의 경우에는 이러한 증상이 나타나지 않았기 때문에 제외하였다. 알레르기결막염은 가려움증(itching)이 주 증상으로 나타나는데 이 경우에는 가려움증이 없었기 때문에 제외하였다. 이 착용자의 경우에는 콘택트렌즈를 제거하면 증상이 완화되었기 때문에 결막염의 가능성은 더욱 없는 것으로 판단할 수 있다. 마지막으로 결막염의 경우에는 결막 충혈이 확산된 형태로 나타나는데 이 사람의 경우에는 충혈이 검열 내에만 제한적으로 나타났기 때문에 결막염이 아니라고 생각할 수 있다. 따라서 각막 건조일 가능성이 가장 높다고 판단된다.

이 사람은 원추각막이기 때문에 더욱 어려운 경우라 할 수 있다. 원추각막 환자의 시력을 개선하기 위해서는 GP 렌즈가 필요하다. 이 환자의 경우에는 각막주변부 건조를 줄이기 위하여 소프트렌즈를 처방할 수도 있지만 시력 개선 효과가 없기 때문에 다른 방법을 찾아야 한다. 콘택트렌즈 관리방법을 바꾸는 것도 도움이 되지 않을 것으로 보인다. 그렇지만 윤활제를 계속 점안하는 것은 도움이 되며 증상이 약한 경우에는 충분히 증상을 완화시킬 수 있다. 증상이 심하면 렌즈의 재질과 디자인을 바꾸는 것도 좋다.[3,5] 중간 정도의 Dk 값을 갖는 플로로르실리콘아크릴레이트(fluorosilicone acrylate) 재질로 바꾸면 렌즈 습윤성이 좋아져 증상이 사라질 수 있다. 콘택트렌즈의 변수를 바꿔서 렌즈의 중심잡기를 좋게 하거나 안검부착피팅법으로 피팅하면 렌즈 움직임이 좋아져 눈물 순환이 촉진된다. 이 착용자의 경우에도 렌즈 재질을 바꿀 수 있지만 원추각막 환자이기 때문에 제공되는 콘택트렌즈가 제한적이어서 어려움이 있다. GP 렌즈 이외에 하이브리드(hybrid, soft-perm) 렌즈나 피기백(piggyback) 렌즈를 사용할 수 있다.

마지막으로 누점폐쇄를 통하여 눈물을 보존하는 방법이 있다. 이 방법은 눈물의 배출을 막기 때문에 콘택트렌즈나 각막 표면이 마르는 것을 막아준다. 렌즈 디자인을 변경하거나 윤활제를 점안해도 증상이 호전되지 않으면 누점폐쇄를 시도해 볼 수 있다.

8. 요점

- RGP 렌즈의 건조를 막기 위해서는 렌즈 디자인을 변경하거나 윤활제를 점안하거나 누점을 폐쇄한다.

9. 참고문헌

1. Davis LJ, Lebow KA. Non-infectious corneal staining. In: Silbert JA (ed). *Anterior Segment Complications of Contact Lens Wear*, 2nd ed. Boston:Butterworth-Heinemann, 2000:73-77.
2. Jones DH, Bennett ES, Davis LJ. How to manage peripheral corneal desiccation. *Contact Lens Spectrum*. 1989;4(5):63.
3. Schnider CM, Terry RL, Holden BA. Effect of lens design on peripheral corneal desiccation. *J Am Optom Assoc*. 1997;68(3):163-170.
4. Schnider CM, Terry RL, Holden BA. Effect of patient and lens performance characteristics on peripheral corneal desiccation. *J Am Optom Assoc*. 1996;67(3):144-150.
5. Businger U, Treiber A, Flury C. The etiology and management of 3 and 9 o'clock staining. *Int Contact Lens Clin*. 1989;16(5):136.

임상 사례 3-5

RGP 콘택트렌즈 착용자에서 나타난 충혈 2

More Redness with Rigid Gas-Permeable Lenses

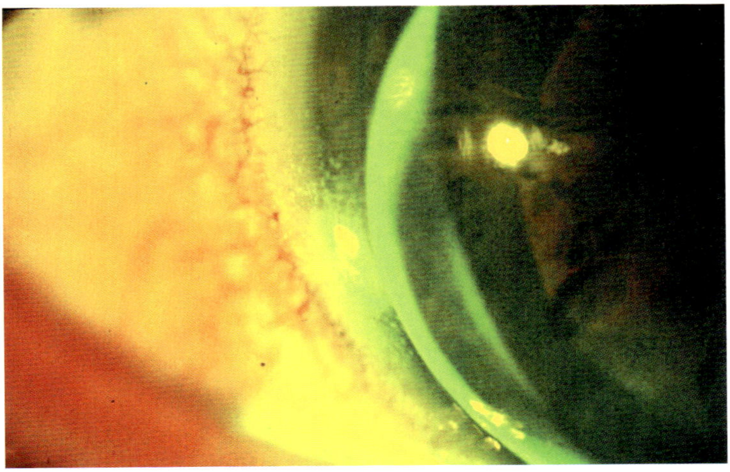

그림 3-5

1. 병력

45세의 서양여성 A는 12년 동안 RGP 렌즈를 착용하였는데 최근 충혈과 자극(irritation)이 심하고 특히 오른쪽 눈의 증상이 더욱 심해져 방문하였다. 증상은 몇 달 전부터 나타나기 시작했고 점점 심해져서 지금은 콘택트렌즈를 2시간 이상 착용할 수 없는 상태라고 하였다. 지금 착용하고 있는 콘택트렌즈는 2년 동안 착용하였고 하루에 14시간 정도 착용했으며 관리용액은 Boston Advance Comfort을 사용했다고 하였다. 충혈과 자극 이외에는 별다른 안과적 문제는 없었다. 지난 몇 년간 봄철각결막염(seasonal allergy)을 앓고 있기 때문에 Claritin D를 복용하고 있으며 전반적인 건강상태는 좋은 편이다.

2. 증상

- RGP 렌즈를 착용하면 충혈과 자극이 나타나며 오른쪽 눈의 증상이 왼쪽 눈보다 심함

3. 검사 결과

- 콘택트렌즈를 착용한 상태에서의 시력
  - OD 20/20
  - OS 20/20
- 콘택트렌즈 처방도수 : Boston Ⅳ
  - OD 40.87(8.26)/−2.50/9.4
  - OS 41.00(8.23)/−2.75/9.4
- 콘택트렌즈 피팅 상태
  - OU : 하방이탈, 렌즈 움직임 적음, 렌즈 표면에 단백질 침전물이 관찰되며 표면 습윤성이 나쁨, 어피컬 얼라인먼트, 중간주변부 터치, 약한 주변부 클리어런스
- 외안부 검사
  - OD grade 3 정도의 검열내충혈
  - OS grade 2 정도의 검열내충혈
  - 귀바퀴앞림프절병증(preauricular adenopathy)은 없음
- 세극등 검사소견
  - OD : 융기된 하얀 상처, 유합된 형태의 점상 염색(coalesced pun-

ctate staining), 9시 방향의 신생혈관(그림 3-5)
  - OS : grade 2 정도의 3-9시 방향 염색
  - OU : 전방은 깨끗함
- 눈물막파괴시간(tear break-up time) : 양안 모두 4 초
- 쉬르머 검사결과(Schirmer's test) : 양안 모두 9 mm(5분 측정)

위와 같은 임상자료를 바탕으로 감별진단을 하시오. 여러 가능한 진단 중에서 최종진단을 내리고 해결방법을 기술하시오.

4. 감별 진단

- 각막궤양(corneal ulcer)
- 군날개(inflamed pterygium)
- 플릭텐(phlyctenulosis)
- RGP 렌즈 건조(rigid lens desiccation)
- 바이러스결막염(viral conjunctivitis)
- 알레르기결막염(allergic conjuctivitis)

5. 진단

- RGP 렌즈 건조(혈관성윤부결막염, Vascularized limbal keratitis, VLK)

6. 해결 방법

콘택트렌즈 착용을 중지시키고 Polytrim 점안 액을 2시간마다 점안하도록 하고 다음날 관찰하였다. 손상된 상피가 완전히 회복될 때까지 점안

약을 하루에 4회씩 점안하도록 하였고 상피가 회복된 후에는 Polytrim 점안을 중단하였다. 침윤현상이 약하고 신생혈관도 조금만 형성되었기 때문에 스테로이드를 사용하지 않았고 대신 인공눈물을 처방하였다. 침윤현상이 사라진 후 다음과 같은 RGP 렌즈를 피팅하였다.

- OD FluoroPerm 30/8.05/−2.50/8.7
- OS FluoroPerm 30/8.05/−2.50/8.7

피팅한 결과 렌즈의 중심잡기가 좋았고 주변부 클리어런스도 적절하였다. 새 렌즈를 착용하고 다시 방문하였을 때에는 3–9시 방향 염색이 많이 줄었다. 그 후 VLK가 다시 재발되지 않도록 주의 깊게 관찰했으며 착용자에게 정기적으로 윤활제를 점안하도록 지시하였다.

7. 해설

이 사람은 RGP 렌즈에 의해 각막주변부가 건조해진 경우이다. 혈관성 윤부결막염(vascularized limbal keratitis)은 각막 주변부 상피가 만성적으로 심하게 건조해지면 나타나며 상피거대화(hypertrophy), 각막 찰과상(erosion) 그리고 신생혈관 등의 증상을 유발한다.[1–3] 초기 단계에서는 증상이 약하고 안구건조증과 유사하게 보이며, 더 진행되면 각막궤양처럼 보일 수 있다. 실제로 각막이 건조한 부위에 상피 손상이 생기면 궤양으로 생각될 수도 있다.

이 사람의 경우에는 몇 가지 요인이 있어 VLK로 진단할 수 있다. 첫째, 양안에 검열내충혈과 3–9시 염색이 나타났기 때문에 만성적인 안구건조증으로 생각하였다. 둘째, 국소적인 충혈(localized injection), 점액성 분비물, 전방 반응(anterior chamber reaction)과 같은 각막궤양의 증상이 보이지 않았기 때문에 각막궤양으로 진단하지 않았다. 셋째, 결막에서 각막으로 자라 들어가는 섬유혈관성 조직, 즉 익상편(pterygium)의 증상을 관찰할 수 없었으며 상처 부위와 윤부 사이의 조직도 깨끗하기 때문이 익상편이라 진단하지 않았다. 플릭텐(phlyctenule)의 가능성도 있으나 증상을 전체적으로 보면 플릭텐으로 진단할 수 없다. 바이러스, 또는 알레르기결막염과 관련된 증상이 없기 때문에 이 또한 제외시켰다.

VLK는 각막궤양으로 진행될 수 있기 때문에 치료해야 한다. VLK는 상피 손상을 수반하기 때문에 슈도모나스(*Pseudomonas*)와 같은 그람음성균과 포도상구균(*Staphylococcus*)과 같은 그람양성균에 모두 효과적인 광범위한 항생제를 상처부위에 도포하는 것이 좋다. Polytrim 또는 Tobramycin 점안액이 좋은 처방이 된다. 또한 뿌연 상처부위는 스테로이드를 사용하면 빠르게 회복된다. Vexol 또는 Lotemax와 같은 약한 스테로이드나 Tobradex와 같은 복합약제를 사용할 수 있다. 상처가 치료되면 콘택트렌즈는를 다시 착용해도 되는데 부작용이 다시 발생하지 않도록 처방해야 한다.[1-3] 렌즈의 중심잡기가 양호하도록 하고 안검부착법으로 피팅하면 각막건조를 줄일 수 있다. 소프트렌즈를 처방해서 시력이 잘 나오는 경우에는 소프트렌즈를 처방한다. 극단적인 경우 하이브리드(hybrid, Soft-Perm) 렌즈나 피기백(piggyback) 렌즈를 사용할 수 있다. 부가적으로 안구건조증을 치료하기 위해 윤활제를 사용하거나 누점을 폐쇄(punctal occlusion)할 수 있다. 마지막으로 렌즈 착용자가 복용하는 약물을 확인해야 한다. 항히스타민제를 복용하면 안구건조증이 나타날 수 있다. 환자의 나이가 많은 경우에는 눈물 생산량이 감소해서 안구건조증이 생기며 이것은 자연적인 현상이라고 알려주는 것이 좋다.

8. 요점

- RGP 렌즈에 의해 각막상피에 탈수현상이 심하면 상처가 생기고 이것은 궤양과 염증을 유발할 수 있다.

- 각막상피에 상처가 있으면 예방적인 차원에서 항생제를 처방한다.
- 염증성 각막손상에는 스테로이드와 항생제를 동시에 국소적으로 처방한다.
- 혈관성윤부각막염(VLK)은 안구건조증의 일종이며 장기적인 치료가 필요하다.

9. 참고문헌

1. Grohe RM, Lebow KA. Vascularized limbal keratitis. *Int Contact Lens Clin*. 1989;16(7):197.
2. Davis LJ, Lebow KA. Non-infectious corneal staining. In: Silbert JA (ed). *Anterior Segment Complications of Contact Lens Wear*, 2nd ed. Boston:Butterworth-Heinemann, 2000:77-81.
3. Edwards K, Hough T. Contact lens-related case studies: Vascularised limbal keratitis. *Optician*. 1998;216(5680):36-37.

임상 사례 3-6

소프트렌즈 착용자에서 발생한 가려움증

Itchy Soft Lens

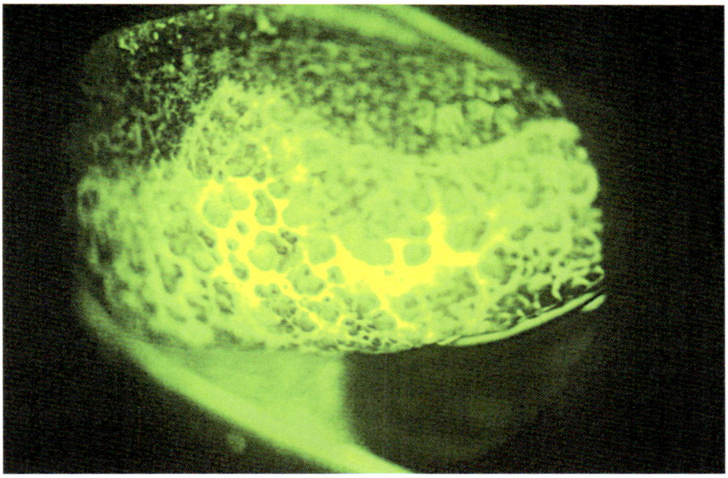

그림 3-6

1. 병력

소프트 콘택트렌즈를 착용한 32세 서양남자가 렌즈를 착용하면 불편하며 가렵고 점액이 분비된다고 방문하였다. 오른쪽 눈의 증상이 왼쪽 눈보다 더 심하며 이러한 증상은 2주 전부터 시작되었는데 점점 심해졌다고 하였다. 그는 15년 동안 소프트렌즈를 착용했으며 현재 착용하고 있는 렌즈는 2년간 착용한 렌즈라고 하였다. 그는 Ultrazyme과 AOSept를 사용하여 렌즈를 관리하며, 렌즈 착용시간은 하루에 14시간 정도이다. 별다른 내과 병력과 안과 병력은 없다.

2. 증상

- 렌즈 불편감(lens discomfort)
- 가려움(itchiness)
- 점액성 분비물(mucous discharge)

3. 검사 결과

- 시력(렌즈를 착용한 상태)
  - OD 20/30
  - OS 20/20
- 콘택트렌즈 변수 : B&L U4
  - OD −9.00
  - OS −8.50
- 덧댐굴절검사 결과
  - OD Plano −0.25×180, 20/30
  - OS Plano sphere, 20/20
- 콘택트렌즈 피팅상태
  - 양안의 중심잡기는 양호함
  - OD 동적 움직임 2 mm, 렌즈표면 침전물(grade 3)
  - OS 동적 움직임 0.5 mm, 렌즈표면 침전물(grade 1)
- 외안부 검사소견 : 귀바퀴앞림프절병증 없음
- 세극등 검사결과
  - OU : 구결막충혈(grade 1)과 신생혈관(grade 2)
  - OD : 확산된 형태의 각막염색(grade 2), 검결막 유두, 검결막 충

혈(grade 3), 흰색의 끈적끈적한 점액성 분비물(좌안보다 심함)

- OS : 확산된 각막염색(grade 1), 검결막 충혈(grade 1), 흰색의 점액성 분비물

• 각막곡률 측정값
  - OD 44.50/44.75@080, 각막 왜곡(grade 1)
  - OS 43.75/44.25@090, 왜곡현상 없음

• 자각식 굴절검사 결과
  - OD −10.25−0.25×175, 20/40
  - OS −9.50 sphere, 20/25

위와 같은 임상자료를 근거로 감별진단을 하시오. 최종진단을 내리고 해결방법을 결정하시오.

4. 감별 진단

- 거대유두결막염(GPC)
- 봄철각결막염(춘계카타르결막염, Vernal conjunctivitis)
- 바이러스결막염
- 아토피각결막염
- 봉입소체결막염(Adult inclusion conjunctivitis)

5. 진단

- 거대유두결막염(GPC)

6. 해결 방법

이 사람은 고도근시이고 안경이 없었기 때문에 콘택트렌즈 착용을 즉각적으로 중지시킬 수 없었다. 임시로 착용할 디스포져블 소프트렌즈를 처방하고 안경을 바로 맞추도록 하였다. 인공눈물을 2~3시간마다 점안하도록 하였고 안경을 맞춘 후에는 렌즈 착용을 중지하고 1주일 후에 다시 방문할 것을 요청하였다. 렌즈를 뺀 후 증상이 상당히 호전되었기 때문에 국소적 치료제는 필요없을 것으로 판단하였다. 약 3주 동안 콘택트렌즈 착용을 금지하고 3주 후 1주일용-디스포져블렌즈를 처방하였다. 렌즈 착용자에게 GPC의 원인을 설명하고 렌즈 관리방법과 렌즈 교환 시기에 대하여 다시 교육하였다.

7. 해설

이 임상사진을 보면 다른 진단도 가능하지만 다음의 몇 가지 증상을 보고 GPC라 진단하였다. 렌즈 착용자가 알레르기 병력을 가지고 있지 않으며 다른 아토피 병력도 없고 나이로 보아 봄철각결막염은 아닐 것으로 생각했다. 귀바퀴림프절병증과 점액성 분비물도 없었기 때문에 바이러스결막염도 아니라고 판단하였다. 클라미디아결막염(chlamydial conjuctivitis)의 가능성도 있지만 그것보다는 오염된 렌즈 때문에 GPC가 생겼을 가능성이 높아 보였다.

GPC는 렌즈 표면의 변성된 단백질이 검결막에 물리적인 자극을 주고 면역반응을 유발하기 때문에 발생한다.[1-3] 단백질 침전물은 렌즈 표면을 거칠게 하며 이것이 물리적으로 검결막을 자극한다. 또한 변성된 단백질이 항원으로 작용하여 지연성과민반응(delayed hypersensitivity)이 나타날 수 있다. 처음에는 렌즈가 불편하고 검결막 충혈과 같은 증상이 약하게 나타나는데 점점 진행되면서 커다란 유두(papillae)가 상안검에 형성되며 점액성 분비물, 가려움증과 자극감이 심해진다. 증상이 아주 심해지면 렌즈를 착용할 수 없게 되며 울퉁불퉁한 검결막과 렌즈 표면사이에 마찰이 증가하여 렌즈는 과다하게 움직인다.

이 증상은 검결막 유두비대와 혼동하지 말아야 하는데 검결막 유두비대(papillary hypertrophy)는 다른 원인에 의해 발생되며 일반적으로 증상이 나타나지 않는다. 유두비대도 GPC와 같이 상안검에 커다란 유두가 생기나 충혈 현상이 없으며 유두가 눈꺼풀 주름(tarsal fold) 부위에 생기기 때문에 거대유두결막염과 구분된다.[1,3] GPC는 초기 단계에서는 거대유두가 잘 보이지 않으나 다른 증상은 어느 정도 나타난다.

치료를 할 때에는 렌즈 착용을 중지시킨다[1-6]. 증상이 약한 경우에는 새 렌즈를 피팅해 보고 착용자가 편안하다고 하면 처방한다.[4] 이 사람은 고도근시이며 안경이 없는 경우인데 콘택트렌즈를 착용하는 사람 중에는 안경이 없는 경우가 흔하다. 콘택트렌즈를 착용할 수 없는 상황에서는 안경을 착용해야 하기 때문에 반드시 안경을 준비하도록 해야 한다. 안경이 없는 경우에는 임시로 디스포져블렌즈를 피팅해 주고 안경을 마련한 후에는 콘택트렌즈를 착용하지 않도록 한다. 디스포져블렌즈는 자주 교환할 수 있고 고도근시, 원시, 난시, 노안용이 모두 판매되고 있기 때문에 대안이 될 수 있다.[5] 가능하다면 단백질이 적게 부착되는 재질을 선택하고[2-4,6], 관리용액은 방부제가 없는 것으로 세척액을 따로 사용하도록 하는 것이 좋다. 증상이 심한 경우에는 디스포져블렌즈를 사용하더라도 단백질 제거용 효소세척액을 사용하도록 하고 이와 같이 처방했는데도 결과가 좋지 않으면 RGP 렌즈를 권해야 한다.

증상이 약한 경우에는 인공눈물, 항히스타민제(antihistamines) 또는 비스테로이드성 소염제(nonsteroidal anti-inflammatory drug)와 같은 약한 국소적인 약물을 처방하며 하루에 4회 점안하도록 한다. 증상이 심한 경우에는 증상을 완화시키기 위하여 국소적으로 스테로이드를 점안한다. 스테로이드 안약이 각막표면에서 잘 침투하지 않더라도 문제는 없다. Loteprednol, rimexolone과 같은 soft steroid 안약은 부작용이 적고 효과가 좋아 GPC 치료제로 많이 사용된다.[2-4,6]

8. 요점

- GPC의 경우 초기에는 상안검에 거대유두가 형성되지 않는다.
- 상안검에 거대유두가 형성되었다고 해서 GPC는 아니다.
- 증상이 약한 GPC 환자에게는 새 렌즈로 다시 피팅하는 것이 좋다.
- 소프트렌즈를 착용하던 사람에게는 디스포져블렌즈를 권하는 것이 좋다.
- 지시를 잘 따르지 않는 사람에게는 RGP 렌즈를 처방하는 것이 좋다.
- 증상이 심한 경우에는 약물 처방이 필요할 수 있다.

9. 참고문헌

1. Allansmith MR, Korb DR, Creiner JV. Giant papillary conjunctivitis in contact lens wearers. *Am J Ophthalmol*. 1977;83(5):697–708.
2. Katelaris CH. Giant papillary conjunctivitis–A review. *Acta Ophthalmol Scand*. 1999;77(228):17–20.
3. Jurkus JM. Contact lens–induced giant papillary conjuncitivitis. In:Silbert JA (ed). *Anterior Segment Complications of Contact Lens Wear*, 2nd ed. Boston: Butterworth–Heinemann, 2000:133–148.
4. Schultz JE. Treating giant papillary conjunctivitis while wearing contact lenses. *Int Contact Lens Clin*. 1990;17(5):139–143.
5. Porazinski AD, Donshik PC. Giant papillary conjunctivitis in frequent

replacement contact lens wearers: A retrospective study. *CLAO J*. 1999;25(3):142-147.

6. Lazarou ZK. Contact lens-associated giant papillary conjunctivitis. *Clin Eye Vis Care*. 1999;11(1):33-35.

임상 사례 3-7

RGP 콘택트렌즈 착용자에서 발생한 가려움증

Itchy Rigid Gas-Permeable Lens

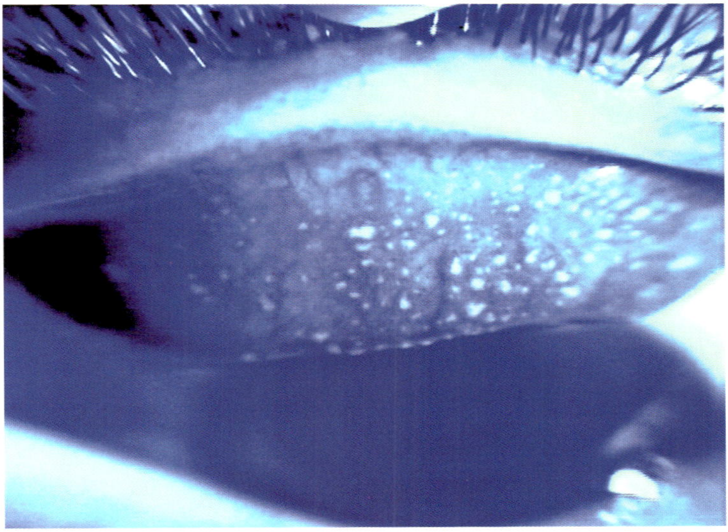

그림 3-7

1. 병력

RGP 렌즈를 착용하고 있는 18세 스페인계(Hispanic) 남자 EO씨는 지난 수개월 동안 렌즈를 착용하면 불편하고 가려우며 끈적끈적한 점액 성 분비물이 분비되었는데 오른쪽 눈의 증상이 왼쪽 눈보다 더 심하다고 하였다. 그는 하루에 14시간 정도 렌즈를 착용했으나 최근에는 불편해서 6시간 정도만 착용한다고 하였다. 지금 착용하고 있는 렌즈는 3년 동안 착용하였고 Boston Original 관리용액을 사용하고 있다. 그는 예전에 눈꺼풀테염(blepharitis)을 앓았고 그 때 안검에 유두(papillae)가 생겨 온찜질과 스크럽(scrub)을 한 경험이 있다. 그 이외의 안과 병력과 내과 병력은 특이할 만한 것이 없다.

2. 증상

- 렌즈 불편감(lens discomfort)
- 가려움(itchiness)
- 점액성 분비물(mucous discharge)

3. 검사 결과

- 콘택트렌즈를 착용한 상태에서의 시력
  - OD 20/20
  - OS 20/15
- 콘택트렌즈 처방도수 : Boston ES
  - OD 8.10/−1.75/9.6
  - OS 8.10/−2.00/9.6
- 덧댐굴절검사 결과
  - OD Plano sphere 20/20
  - OS Plano sphere, 20/15
- 렌즈 피팅상태
  - 안검부착피팅
  - OU : 동적 움직임 2 mm, 어피컬 얼라인먼트, 중간주변부 얼라인먼트, 적절한 주변부 클리어런스
  - 렌즈 표면 : grade 1 정도의 단백질 침전물, 중간 정도의 스크레

치(scratch)

- 각막곡률 측정값
  - OD 42.00/42.50@090
  - OS 41.75/42.50@090
- 자각식 굴절검사 결과
  - OD −2.00 sphere, 20/15
  - OS −2.50 sphere, 20/15
- 세극등 검사소견
  - OD : 상안검에 grade3 정도의 거대유두(그림 3-7)
  - OS : grade 1~2 정도의 유두, 속눈썹 딱지(crusting)

위와 같은 임상자료를 바탕으로 감별진단을 하시오. 최종 진단을 내리고 해결방법을 결정하시오.

4. 감별 진단

- 거대유두결막염(Giant papillary conjunctivitis)
- 봄철각결막염(Vernal conjunctivitis)
- 바이러스결막염(Viral conjunctivitis)
- 봉입소체결막염(Adult inclusion conjunctivitis)

5. 진단

- RGP 렌즈에 의해 유발된 거대유두결막염

6. 해결 방법

콘택트렌즈 착용을 중지시키고 오른쪽 눈에 Patanol 안약을 하루에 2

회씩 4주 동안 점안하도록 하였다. 그는 2개월 후 다시 방문하였는데 증상이 완전히 없어졌다고 했지만 세극등 검사 결과 오른쪽 눈에서는 grade 1~2 정도의, 왼쪽 눈에서는 grade 1 정도의 검결막 유두가 관찰되었다. 관리용액을 사용하면 단백질 침전물이 GPC를 재발할 가능성이 있기 때문에 관리용액을 사용하지 않도록 Focus Dailies 디스포져블(하루 착용) 렌즈를 처방하였다. 5개월 후에 그는 눈 검사를 받기 위해 다시 방문하였는데 하루착용 디스포져블렌즈가 비싸기 때문에 RGP 렌즈를 처방해 달라고 하였다. 새 RGP 렌즈를 주문하고 Boston Original 관리용액과 Boston 액체 효소세척액으로 렌즈를 관리하도록 하였고 6개월 후에 다시 방문할 것을 요청하였다.

7. 해설

GPC는 소프트렌즈 착용자에서 흔히 나타나고 RGP 착용자에서도 나타날 수 있다.[1] RGP 콘택트렌즈도 소프트 콘택트렌즈와 마찬가지로 변성된 단백질이 렌즈 표면에 코팅될 수 있으며 특히 렌즈를 잘 관리하지 못하거나 렌즈의 습윤성이 나쁜 경우에는 문제가 된다.[2–5] 또한 GPC는 면역학적인 문제 뿐 만 아니라 물리적인 자극에 의해서도 유발될 수 있기 때문에 렌즈의 엣지나 표면이 매끄럽지 못하면 렌즈가 상안검에 물리적인 손상을 주어 GPC를 유발한다.[2] GPC는 안구 수술 때 사용하는 봉합사(suture barb)나 의안(ocular prostheses)에 의해서도 유발될 수 있다.

RGP 렌즈에 의해 유발되는 GPC는 종종 소프트렌즈에 의해 유발되는 GPC와는 다른 양상을 나타낸다. 일반적으로 유두가 검연과 가까운 특정 부위(zone 3)에서만 관찰된다.[2,6] 이 부위는 RGP 렌즈가 가장 많이 접촉되는 안검부위로 소프트렌즈에 의한 GPC나 춘계카타르 결막염의 경우에는 유두가 이 부위에서 관찰되지 않는다.

그렇지만 다른 증상은 소프트렌즈에 의한 GPC와 유사하다.[1-6] 가려움, 렌즈 불편감, 끈적거리는 점액성분비물 등이 모두 나타난다. 이 두 종류의 GPC는 원인은 다르지만 증상이 같기 때문에 치료방법이 유사하다.

안검이 치료될 때까지 렌즈 착용을 중지시킨다. 증상의 정도에 따라 인공눈물, 항히스타민제, 비만세포안정제(mast cell stabilizer), 비스테로이드성 소염제 또는 스테로이드를 사용하여 치료한다.[2] 렌즈를 다시 주문할 경우에는 렌즈의 엣지 디자인이 좋은 것으로 주문하거나,[7] 하루용 디스포져블렌즈를 권하는 것이 좋으며 특히 지시사항을 잘 따르지 않는 사람에게는 더욱 적합하다. 그러나 소프트렌즈를 착용했을 때 시력이 RGP 렌즈보다 선명하지 않으면 렌즈를 오래 착용할 수 없기 때문에 소프트렌즈에 만족하지 않는 경우도 생긴다.

RGP 렌즈의 엣지 디자인은 두께와 형태까지 세밀하게 주문한다. 엣지 두께는 0.10~0.12 mm가 되어야 한다. 마이너스 도수의 렌즈를 안검부착법으로 피팅하는 경우에는 엣지가 두꺼워져 렌즈와 상안검의 상호작용이 증가하게 되므로 엣지를 약간 둥근 것으로, 정점(apex)은 엣지 중심(geometric center)보다 뒤쪽으로 가도록 주문한다. 엣지 정점이 앞으로 너무 쏠리면 상안검을 자극할 수 있다. 마지막으로 엣지 리프트는 편안함과 안검작용을 모두 고려하여 결정한다. 엣지 리프트가 낮으면 편안하고 엣지 리프트가 높으면 렌즈가 안검에 잘 부착된다. 대부분의 경우 엣지 리프트가 0.10~0.16 mm 정도이면 렌즈가 편안하고 안검에도 잘 부착된다.

콘택트렌즈 관리용액도 매우 중요하다. Boston Cleaner 또는 Alcon사의 OptiSoak Cleaner는 마모제를 함유하고 있기 때문에 단백질 침전물을 쉽게 제거한다. 정기적으로 Boston Liquid Enzyme 또는 Alcon사의 Supraclens와 같은 효소세척액을 사용하면 렌즈 표면을 깨끗하게 유지할 수 있다.[8] 마지막으로 렌즈 관리에 대하여 다시 교육하고 다음 방문 일정을 반드시 지킬 것을 강조한다.

8. 요점

- GPC는 RGP 렌즈 착용자에서도 나타날 수 있다.
- RGP 렌즈에 의해 유발되는 GPC는 단백질 침전물 또는 물리적인 마찰이 원인이다.
- RGP 렌즈에 의해 유발되는 GPC를 치료할 때에는 소프트렌즈에 의한 GPC 치료방법과 유사하게 한다.
- GPC를 예방하기 위해서는 엣지 디자인이 좋은 렌즈를 선택한다.
- 콘택트렌즈 관리를 잘 하면 렌즈표면에 침전물이 잘 생기지 않아 GPC가 유발되는 것을 막을 수 있다.

9. 참고문헌

1. Korb DR, Allansmith MR, Greiner JV, et al. Prevalence of conjunctival changes in wearers of hard contact lenses. *Am J Ophthalmol.* 1980;90(3):336–341.
2. Jurkus JM. Contact lens–induced giant papillary conjunctivitis. In: Silber JA(ed). *Anterior Segment Complications of Contact Lens Wear*, 2nd ed. Boston: Butterworth–Heinemann, 2000:133–148.
3. Allansmith MR, Korb DR, Greiner JV, et al. Giant papillary conjunctivitis in contact lens wearers. *Am J Ophthalmol.* 1977;83:697.
4. Schnider CM Rigid gas–permeable extended–wear lenses. In: Silbert JA(ed). *Anterior Segment Complications of Contact Lens Wear*, 2nd ed. Boston: Butterworth–Heinemann, 2000:315–316.
5. Fowler SA, Korb DR, Finnemore VM, et al. Surface deposits on worn hard contact lenses. *Arch Ophthalmol.* 1984;102(5):757–759.

6. Korb DR, Allansmith MR, Greiner JV, et al. Biomicroscopy of papillae associated with hard contact lens wearing. *Ophthalmol.* 1981;88(11) 1132–1136.
7. Roy A. Management of contact lens-associated papillary conjunctivitis using gas-permeable contact lenses. *J Brit Contact Lens Assoc.* 1994;17(1):7–10.
8. Korb DR, Greiner JV, Finnemore VM, et al. Treatment of contact lenses with papain. Increase in wearing time in keratoconic patients with papillary conjunctivitis. *Arch Ophthalmol.* 1983;101(1):48–50.

임상 사례 3-8

소프트렌즈 불편감
Soft Lens Discomfort

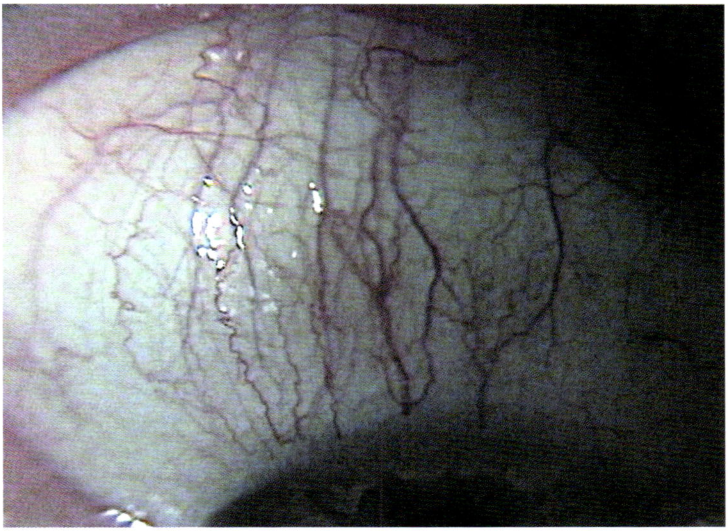

그림 3-8

1. 병력

소프트렌즈를 착용하는 29세 서양여자가 지난 몇 달 동안 오른쪽 눈에 충혈과 자극이 심해 방문하였다. 건조감도 심해서 윤활제를 사용하면 조금은 좋아지지만 계속 불편하였고 콘택트렌즈를 착용하지 않으면 증상이 약해지나 렌즈를 착용하면 증상이 다시 나타났다고 하였다. 그녀는 약 10년간 일반 소프트렌즈를 착용하였고 지금 착용하고 있는 렌즈는 2년 동안 착용한 렌즈이다. 관리용액은 판매자가 권하는 대로 사용하였으며 상품을 종종 바꿔서 사용했다고 하였다. 그녀의 병력은 특이할 만한 것이 없으며 현재 피임약을 복용하고 있고 알레르기는 없다. 오늘은 안경을 착용한 상태로 방문하였다.

2. 증상

- 소프트렌즈를 착용한 오른쪽 눈에 충혈과 자극감이 심하게 나타남
- 콘택트렌즈 착용을 중지하면 증상이 사라짐

3. 검사 결과

- 안경을 착용한 상태에서의 시력
  - OD 20/25^{-2}
  - OS 20/20
- 각막곡률 측정값
  - OD 45.50/46.00@083, 마이어상은 선명함
  - OS 46.50/46.00@083, 마이어상은 선명함
- 자각식 굴절검사 결과
  - OD −5.50−0.50×010, 20/20
  - OS −4.25−0.50×030, 20/20
- 세극등 검사소견
  - OD : 구결막 상부에 grade 3 정도의 충혈(그림 3-8)
    검결막에 grade 2 정도의 유두비대
    각막 상부에 grade 2 정도의 염색
    상측 윤부에 grade 1 정도의 신생혈관
    전방은 깨끗함

- OS : 검결막에 grade 2 정도의 유두
  상측 윤부에 grade 1 정도의 신생혈관
  전방은 깨끗함
- 착용하고 있는 콘택트렌즈의 변수 : Ciba soft
  - OD 8.6/13.8/−5.25
  - OS 8.6/13.8/−4.25
- 콘택트렌즈 표면 검사 결과 : 양안의 콘택트렌즈에서 grade 2 정도의 단백질 막(protein film)이 관찰됨

위와 같은 임상자료를 바탕으로 감별진단을 하시오. 최종 진단을 내리고 해결방법을 결정하시오.

4. 감별 진단

- 거대유두결막염(Giant papillary conjunctivitis)
- 관리용액 방부제에 대한 과민반응
- 상윤부각결막염(superior limbic keratoconjunctivitis, SLK)
- 단순상공막염(simple episcleritis)

5. 진단

- 콘택트렌즈에 의해 유발된 상윤부각결막염(CL-SLK)

6. 해결 방법

충혈과 자극감이 줄어들 때까지 콘택트렌즈 착용을 중지시켰다. 증상이 나타난 눈에 인공눈물을 2시간 간격으로 점안하였더니 1주일 후에 증상이

모두 사라졌다. 다음과 같은 디스포저블 소프트렌즈를 다시 피팅하였고 피팅 상태와 시력검사 결과는 다음과 같았다.

- Proclear Compatibles/8.6/14.2/−5.25 and −4.25
- 콘택트렌즈를 착용한 상태에서의 시력: OD 20/20, OS 20/20
- 피팅 상태 : 중심잡기 양호, 동적 움직임 1 mm, 적당한 래그(lag)

그녀는 새 콘택트렌즈를 착용한 후 시력이 선명하며 편안하다고 하였다. 콘택트렌즈를 착용하는 시간은 점점 늘어나 하루에 14시간 정도 착용할 수 있게 되었다. 세척과 소독은 QuickCare를 사용하도록 하였고 콘택트렌즈는 매달 새 것으로 교환하도록 하였다. 그 후에는 콘택트렌즈로 인한 어떤 문제도 나타나지 않았다.

7. 해설

각막 상부에 나타난 구결막 충혈과 염색은 진단에 가장 중요한 증상이다. 진단에 유용한 또 다른 단서는 오염된 렌즈를 착용했다는 것이며 검결막 유두가 관찰되었다는 것이다. 콘택트렌즈에 의한 상윤부각결막염(CL-SLK)은 대부분 단백질침전물이나 치메로살(thimerosal)과 같은 방부제에 대한 과민반응으로 나타난다.[1-3] SLK에서 나타나는 검결막 반응은 그 정도가 Theodore's SLK보다는 약하다.[1,2]

관리용액의 방부제에 대한 과민반응은 양안에 나타나며, 확산된 형태의 충혈과 가려움증을 수반하기 때문에 원인으로 볼 수 없다. 상공막염의 가능성도 있지만 콘택트렌즈를 빼면 증상이 사라지기 때문에 가능성에서 제외하였다.

콘택트렌즈에 의한 상윤부각결막염(CL-SLK)은 Theodore's SLK와 구분된다. Theodore's SLK는 갑상선기능항진증(hyperthyroidism)과 관련이 있으며 콘택트렌즈가 원인이 아니다. 이 질환은 주로 20~50세에 나타나며 여성에서 더 많고 양안에 나타난다. 또한 5~10년을 주기로 증상이 나타나고 사라지는 경향이 있다.[1-4]

콘택트렌즈에 의한 상윤부각결막염(CL-SLK)을 치료하기 위해서는 먼저 렌즈 착용을 중지해야 한다. 증상이 심한 경우에는 혈관수축제(vasoconstrictor)를 점안하거나 비스테로이드성 소염제, 또는 항히스타민제나 스테로이드제를 투여하면 도움이 되지만 일반적으로 방부제가 없는 인공눈물을 사용해도 충분하다.[1,2] 증상이 사라지면 저함수 비이온성 재질의 디스포져블렌즈로 피팅하는 것이 좋다. 또한 관리용액도 방부제가 없는 것으로 바꿔주어야 한다.[1,2] 최근에는 치메로살(thimerosal)이 포함된 값 싼 식염수를 사용하는 사람이 없지만 여러 제품의 식염수를 사용한 경우에는 치메로살(thimerosal)이 포함된 식염수를 사용했을 가능성이 있고 이 경우에는 위와 같은 증상이 나타날 수 있다. 콘택트렌즈에 단백질 침전물이 많이 부착된 경우에는 방부제가 렌즈 표면에 결합하여 안구표면과 반응을 일으켜 문제가 생길 수 있다. 따라서 방부제가 없는 용액으로 콘택트렌즈를 소독하고 렌즈를 깨끗하게 관리하도록 하면 재발되지 않는다.

8. 요점

- CL-SLK는 Theodore's SLK 와 구분해야 한다.
- CL-SLK는 관리용액의 방부제 또는 오염된 렌즈가 원인이다.
- 치메로살은 CL-SLK를 유발할 수 있으며 아직도 일부 관리용액에는 치메로살이 포함되어 있다.

9. 참고문헌

1. Abel R, Shovlin JP, DePaolis MD. A treatise on hydrophilic lens induced superior limbic keratoconjunctivitis. *Int contact Lens Clin.* 1985;12(2):116-123.
2. Silbert JA. Diagnostic dilemmas: Contact lens-induced SLK vs. Theodore's SLK. *Rev Optom.* 1996;133(4):95-96.
3. Sendele DD, Kenyon KR, Mobilia EF, et al. Superior limbic keratoconjunctivitis in contact lens wearers. *Ophthalmol.* 1983;90(6):616-622.
4. Fuerst DJ, Sugar J, Worobec S. Superior limbic keratoconjunctivitis associated with cosmetic soft contact lens wear. *Arch Ophthalmol.* 1983;101(8):1214-1216.

임상 사례 3-9

자각증상이 없는 소프트렌즈 착용자에서 관찰된 침윤현상

Routine Soft Lens Wearer

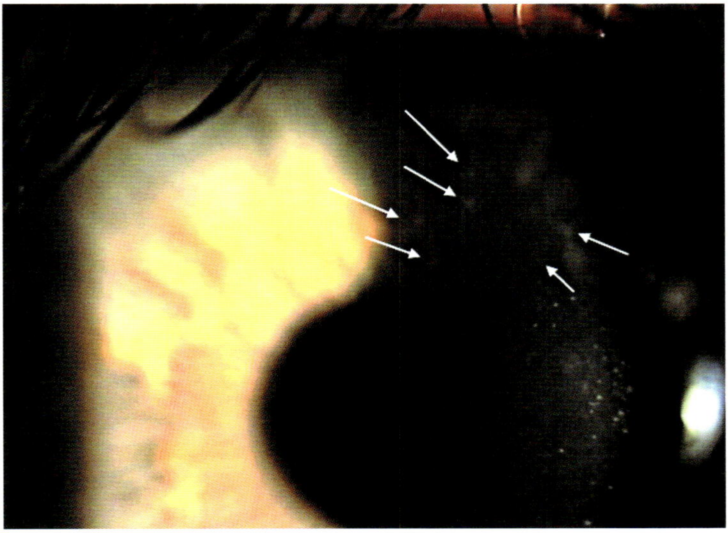

그림 3-9

1. 병력

소프트렌즈를 착용하는 23세 서양여자가 정기검사를 받기 위해 방문하였다. 그녀는 시력에 문제가 없고 편안하다고 하였다. 그녀는 지난 4년간 디스포저블 소프트렌즈를 하루에 15시간 정도 착용했으며 다목적용액을 사용하여 렌즈를 세척하고 소독했다고 하였다. 내과 및 안과 병력에는 특이한 것이 없고 복용하는 약물도 없으며 amoxicillin에 알레르기가 있다고 하였다.

2. 증상

- 증상이 없다.

3. 검사 결과

- 콘택트렌즈를 착용한 상태에서의 시력
  - OD 20/20
  - OS $20/20^{-}$
- 착용하고 있는 콘택트렌즈 : Soflens 66, 렌즈의 변수는 모름
- 콘택트렌즈 피팅 상태
  - 양안 모두 중심잡기가 좋음
  - 동적 움직임 1 mm
  - 렌즈의 표면은 깨끗함
- 각막곡률 측정값
  - OD 43.50 sphere
  - OS 43.25/43.75@90
- 자각식 굴절검사 결과
  - OD −4.00 sphere, 20/20
  - OS −3.75 sphere, $20/20^{-}$
- 세극등 검사소견
  - OU 양안 결막에 grade 1 정도의 충혈

    여러 개의 확산된 형태의 상피하침윤(subepithelial infiltrates)(그림 3-9)

grade 1 정도의 각막 염색

위의 검사결과를 바탕으로 감별진단을 하시오. 최종진단을 내리고 해결방안을 결정하시오.

4. 감별 진단

- 침윤성 각막염(infiltrative keratitis)
- 각막궤양(corneal ulcer)
- 관리용액 과민반응
- 바이러스결막염
- 알레르기결막염

5. 진단

- 관리용액 과민반응에 의한 침윤현상

6. 해결 방법

콘택트렌즈 착용을 중지하고 무방부제 인공눈물인 Refresh Plus를 2시간마다 점안하도록 하였다. 3주 후 검사한 결과 오른쪽 눈의 침윤현상은 사라졌으나 왼쪽 눈에서는 여전히 침윤현상이 관찰되었고 각막하부에는 염색도 약하게 남아있었다. Refresh Plus를 계속 점안하도록 하고 2주일 후에 다시 방문하도록 하였다. 2주일 후 검사한 결과 왼쪽 눈에는 침윤현상이 전반적으로 계속 관찰되었고 각막 하부에도 염색이 약하지만 여전히 관찰되었다. 2주일 후에 다시 검사하였는데 결과 왼쪽 눈의 침윤현상은 여전히 관찰되었다. 왼쪽 눈에 0.5% Lotemax drops을 하루에 4회 점안하도록 하고 1주일 후 다시 방문할 것을 요청하였다. 1주일 후 침윤과 염색이 사라진 것을 확인하고, PureVision 소프트렌즈로 다시 피팅하고 QuickCare를 사용하여 렌즈를 관리하도록 하였다. 2주일 후 각막은 건강한 상태를 유지했고 그 후 9개월 동안 침윤현상도 나타나지 않고 건강한 상태를 유지했다.

7. 해설

콘택트렌즈에 의해 유발되는 침윤현상은 오염된 렌즈나 교환 시기가 지난 콘택트렌즈를 착용한 경우 또는 관리용액에 포함된 방부제에 의해 나타난다.[1-5] 이 임상 사례는 소프트렌즈에 의한 침윤현상이 오랫동안 지속적으로 나타난 경우이다. 이 착용자는 콘택트렌즈를 지나치게 오래 사용하지 않았고 렌즈도 깨끗하게 관리하였다. 그러나 다목적용액으로 콘택트렌즈를 관리하였기 때문에 각막침윤이 유발된 것으로 생각된다.[1,2] 초기에 나타나는 작은 각막침윤은 감지할 만한 자각증상(symptom)이 없고[1-7] 약한 결막충혈만 수반한다. 침윤현상이 약할 때에는 치료제를 사용할 필요가 없다. 그러나 침윤현상이 감염에 의한 것인지 아니면 다른 원인에 의한 것이지를 구분하는 것은 중요하다.[6,7] 관리용액에 의한 침윤현상은 렌즈착용을 중지하면 일반적으로 사라진다.[1,2] 이 임상 사례에서는 오른쪽 눈은 치료가 빨리 되었으나 왼쪽 눈의 침윤 증상은 계속 나타났다. 수 주일 동안 무방부제 인공눈물을 점안한 후 상처 회복을 촉진하기 위하여 스테로이드제 안약을 사용하였는데 스테로이드를 점안하고 1주일 이내에 침윤현상이 사라졌다. 이와같이 콘택트렌즈에 의해 유발되는 침윤현상은 스테로이드를 점안하면 빨리 회복된다. 그러나 아데노 바이러스(adeno virus)나 헤르페스 바이러스(herpetic virus)의 감염일 수도 있기 때문에 초기에는 스테로이드 사용을 자제해야 하며 콘택트렌즈 착용을 중지하고 각막 상태를 수 주일 정도 지켜보는 것이 좋다. 수 주일이 지난 후에도 침윤이 여전히 남아있으면 이 때에는 바이러스 감염이 아니라는 확신이 들기 때문에 스테로이드를 처방한다. 침윤현상이 사라지면 콘택트렌즈를 다시 착용할 수 있으며 이 때 관리용액은 무방부제 관리용액을 권해야 한다.

각막침윤의 또 다른 원인으로 생각할 수 있는 것은 저산소증(hypoxia)과 렌즈 표면의 침전물이다. 이 경우에는 Dk/L 값이 크거나 침전물이 잘 부착되지 않는 콘택트렌즈를 피팅한다. PureVision 렌즈는 Dk/L 값이 100 정도인 산소투과성이 높은 실리콘하이드로겔 재질이며, 렌즈 표면에 침전물이나 세균이 부착되지 않도록 처리되었기 때문에 권할만하다. 이 렌즈를 2~3개월 동안 착용하는 경우도 있지만 1개월의 착용기간을 지키도록 하면 침전물이 없는 상태로 렌즈를 착용할 수 있다. 또한 관리용액은 세척과 소독을 따로 하는 방법을 사용하게 하여 렌즈 표면을 더욱 깨끗하게 유지하도록 하는 것이 좋다.

8. 요점

- 각막침윤은 콘택트렌즈 교환 시기를 초과해서 착용한 경우, 렌즈가 더러운 경우 또는 관리용액에 의한 과민반응으로 나타날 수 있다.
- 침윤현상이 사라지지 않고 계속 나타나면 스테로이드로 치료한다.
- 바이러스나 다른 감염성 질환인 경우에는 초기에 스테로이드를 사용하면 절대로 안된다.

9. 참고문헌

1. Snyder C. Infiltrative keratitis with contact lens wear–A review. *J*

Am Optom Assoc. 1995;66(3):160–177.

2. Yeung KK. Weissman BA. Presumed sterile corneal infiltrates and hydrogel lens wear: A case series. *Int Contact Lens Clin*. 1997;24(6): 213–216.
3. Suchecki JK, Ehlers WH, Donshik PC. Peripheral corneal infiltrates associated with contact lens wear. *CLAO J*. 1996;22(1):41–46.
4. Smay JC. Sterile corneal infiltrates: Differential diagnosis and clinical management. *Optom Today*. 1998;6(2):54–62.
5. Cutter GR, Chalmers RL, Roseman M. The clinical presentation, prevalence, and risk factors of focal corneal infiltrates in soft contact lens wearers. *CLAO J*. 1996;22(1):30–37.
6. Stein RM, Clinch TE, Cohen EJ, et al. Infected vs. sterile corneal infiltrates in contact lens wearers. *Am J Ophthalmol*. 1988;105(6):632 –636.
7. Cohen EJ. Management of small corneal infiltrates in contact lens wearers. *Arch Ophthalmol*. 2000;118(2):276–277.

임상 사례 3-10

소프트렌즈 착용자의 각막에 나타난 흰 반점

"There's a White Spot on My Eye"

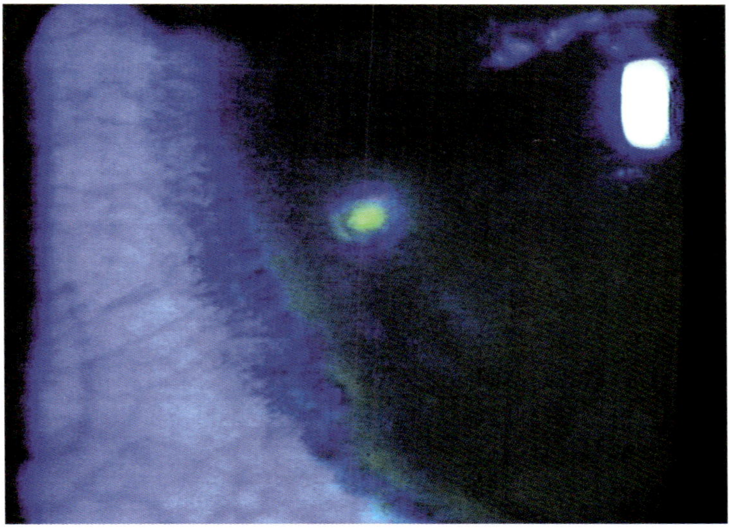

그림 3-10

1. 병력

콘택트렌즈를 착용하는 22세 동양남자가 오른쪽 눈에 충혈과 자극감이 있다고 방문하였다. 그는 시력에 문제가 없고 눈부심 현상과 분비물(discharge)도 없는데 각막에 작은 하얀 점이 보인다고 하였다. 그는 현재 소프트렌즈를 매일착용 스케줄로 하루 평균 12시간씩 착용하며 밤에는 렌즈를 뺀다고 하였다. 밤에는 Opti-free 용액에 렌즈를 보존하고, 2~3

일 마다 Opti-free 클리너로 렌즈를 세척한다고 하였다. 그는 3개월 마다 새 렌즈로 교환하며 지금 착용하고 있는 렌즈는 2개월 동안 착용했다고 하였다. 현재까지 그는 렌즈를 착용하면서 아무런 문제가 없었다고 하였다. 안과 및 내과 병력은 없으며 복용하는 약물도 없고 알레르기도 없다.

2. 증상

- 약한 충혈과 자극(irritation)
- 각막에 작고 흰 반점이 나타남

3. 검사 결과

- 안경을 착용한 상태에서의 시력
  - OD 20/20⁻
  - OS 20/20⁻
- 착용하고 있는 콘택트렌즈 : Ciba Focus
  - OD 8.6/14.0/−1.50
  - OS 8.6/14.0/−1.50
- 콘택트렌즈 피팅상태
  - OU : 중심잡기 양호, 동적 움직임 0.5 mm
    grade 1 정도의 단백질 막(protein film)
- 각막곡률 측정값
  - OD : 42.00 sphere
  - OS : 42.00 sphere
- 동공 : PERRL−APD*

* 약어설명 PERRL : Pupils are Equal Round React normally to light
APD : Afferent Pupillary Defect

- 세극등 검사소견
  - OD : 8시 방향에 부채꼴 형태의 구결막 충혈과 염색
    8시 방향의 각막주변부에 지름 1 mm의 흰색 상처
    상피와 실질 전면의 혼탁(그림 3-10)
  - OU : 상부에 grade 2 정도의 신생혈관
    확산된 형태의 점상 염색(diffuse punctate staining)
    grade 2 정도의 미세낭포(microcysts)
    전방과 안검은 깨끗함

위의 검사결과를 바탕으로 감별진단을 하시오. 최종진단을 내리고 치료 방법을 생각하시오.

4. 감별 진단

- 세균각막궤양(microbial corneal ulcer)
- 무균각막궤양(sterile corneal ulcer)
- 익상편(pterygium)
- 플릭텐(phlyctenule)
- 혈관윤부각막염(vascularized limbal keratitis)

5. 진단

- 무균각막궤양(sterile corneal ulcer)

6. 해결 방법

콘택트렌즈 착용을 중지시켰다. 오른쪽 눈에 Ciloxan을 매 시간마다 점

안하도록 하고 24시간 후에 확인해 본 결과 궤양 부위에 아무런 변화가 없었다. 항생제를 하루 더 점안하도록 하였다. 궤양 부위가 조금 호전되어 다음 날부터는 2시간 간격으로 Ciloxan을 점안하도록 하였다. 다음 날 상피손상과 침윤현상은 여전히 남아 있었으나 궤양의 증상이 약해져 항생제를 하루에 4회 점안하도록 하였다. 1주일 후에는 손상된 상피가 거의 치료되어 항생제를 하루에 2회만 점안하도록 하였다. 1주일 후 다시 방문할 것을 요청하였으나 렌즈 착용자는 그 후 6주 동안 방문하지 않았다. 6주 후 다시 방문했을 때 궤양은 치료된 상태였으나 상처는 남아 있었다. 다시 RGP 렌즈를 피팅해 주었다.

7. 해설

이 임상 사례는 콘택트렌즈에 의한 주변각막궤양의 전형적인 경우이다. 상피와 전면부 실질이 손상되어 궤양이 발생한 것으로, 원인은 세균이 아니고 면역반응에 의한 것이다. 이 질환은 무균각막궤양으로 감염성이 없고 세균이 배양되지 않는다.[1-6] 콘택트렌즈에 의한 주변각막궤양은 초기에는 침윤이 나타나다가 차츰 침윤 부위가 진무르게 된다. 면역반응이 진행되면서 구결막에 충혈이 생기고 백혈구가 모인 부위에는 각막혼탁이 확산된 형태로 나타나면서 1차 손상부위에는 실질부종이 수반된다.[1-7] 치료를 하지 않을 경우에는 궤양 부위가 감염될 수 있다.

무균성과 감염성 각막궤양을 구분하는 것은 쉽지 않다.[1,2,4-8] 무균각막궤양은 각막 주변부에 지름 1 m 이하의 작은 상처가 생기며 약한 자극이 수반된다. 충혈이 국소적으로 나타나지만 점액성 분비물은 없고 전방반응과 안검반응도 나타나지 않는다. 그러나 감염성 궤양은 통증이 수반되며 각막 중심부에 지름 1 mm 이상의 상처가 생긴다. 일반적으로 점액성 분비물이 많이 분비되며 확산된 형태의 충혈, 전방반응과 안검부종을 수반한다.

콘택트렌즈에 의한 각막궤양은 대부분 비감염성이지만 감염성 질환처럼 치료한다.[2,4,7] 처음 24시간 동안은 fluoroquinolone을 30분~1시간마다 투약하면서 관찰하고 치료되는 정도에 따라 용량을 조절한다. 상피조직이 회복되면 스테로이드를 국소적으로 점안하여 침윤현상을 빨리 제거한다. 그렇지만 거의 모든 경우에 상처가 남게 된다.

침윤현상이 사라진 후 콘택트렌즈를 다시 착용할 경우에는 Dk 값이 큰 콘택트렌즈를 선택하는 것이 가장 좋으며 소프트렌즈나 RGP 렌즈 모두 자주 교환하는 것이 좋다. 현재 DK 값이 큰 실리콘하이드로겔렌즈가 판매되고 있으므로 실리콘하이드로겔렌즈를 매일착용 스케줄로 착용하도록 하면 충분한 양의 산소가 공급되어 부작용을 막을 수 있다. RGP 렌즈를 처방해도 적절한 양의 산소가 공급되고 눈물교환이 활발하며 렌즈 침전물이 적기 때문에 침윤현상을 줄일 수 있다. 방부제가 없는 과산화수소 관리용액을 사용하면 소프트렌즈의 소독효과를 극대화 할 수 있을 뿐 만 아니라 방부제에 의한 부작용을 줄일 수 있다.[7]

재발을 막기 위해서는 착용자 교육이 반드시 필요하다. 콘택트렌즈는 매일착용 스케줄로 착용하도록 하면서 렌즈를 매일 세척하고 정기적으로 렌즈를 교환하도록 하며 6~12개월마다 눈 검사를 받도록 해야 한다.

8. 요점

- 콘택트렌즈 전문가는 콘택트렌즈에 의한 무균각막궤양과 감염성 각막궤양을 구분할 수 있어야 한다.
- 콘택트렌즈에 의한 궤양은 대부분 무균성이다.
- 무균각막궤양의 1차적인 치료는 감염이 되었다는 가정 하에 시행한다.
- 각막궤양에 대한 1차 치료는 fluoroquinolone을 국소적으로 점안한다.

9. 참고문헌

1. Suchecki JK, Ehlers WH, Donshik PC. Peripheral corneal infiltrates associated with contact lens wear. *CLAO J*. 1996;22(1):41–46.
2. Smay JC. Sterile corneal infiltrates: Differential diagnosis and clinical management. *Optom Today*. 1998;6(2):54–62.
3. Cutter GR, Chalmers RL, Roseman M. The clinical presentation, prevalence, and risk factors of focal corneal infiltrates in soft contact lens wearers. *CLAO J*. 1996;22(1):30–37.
4. Cohen EJ. Management of small corneal infiltrates in contact lens wearers. *Arch Ophthalmol*. 2000;118(2):276–277.
5. Holden BA, Reddy MK, Sankaridurg PR, et al. Contact lens–induced peripheral ulcers with extended wear of disposable hydrogel lenses: Histopathologic observations on the nature and type of corneal infiltrate. *Cornea*. 1999;18(5):538–543.
6. Grant T, Chong MS, Vajdic C, et al. Contact lens induced peripheral ulcers during hydrogel contact lens wear. *CLAO J*. 1998;24(3):145–151.
7. Snyder C. Infiltrative keratitis with contact lens wear–A review. J *Am Optom Assoc*. 1995;66(3):160–177.
8. Stein RM, Clinch TE, Cohen EJ, et al. Infected vs. sterile corneal infiltrates in contact lens wearers. *Am J Ophthalmol*. 1988;105(6):632–636.

임상 사례 3-11

소프트렌즈 착용 중 나타난 통증과 충혈

Pain and Redness with Soft Lens Wear

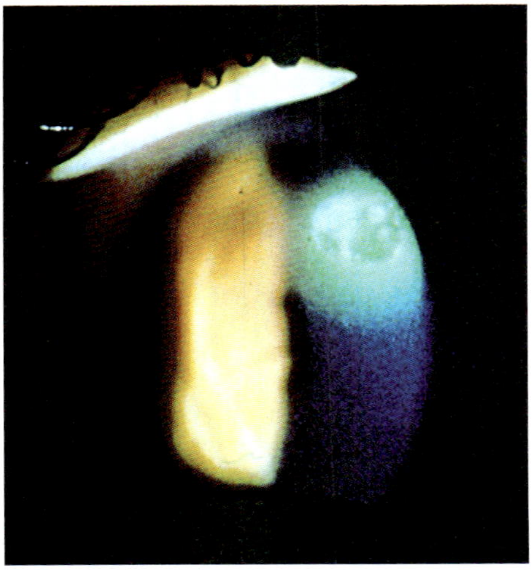

그림 3-11

1. 병력

소프트렌즈를 착용하는 22세 서양 여성이 오른쪽 눈에 충혈과 통증이 3일 동안 계속되어 방문하였다. 끈적끈적한 분비물이 흐르고 눈부심(photophobia) 현상도 느낀다고 하였다. 그녀는 소프트렌즈를 하루에 12~14시간 정도 착용했으며 가끔 밤에 렌즈를 착용하고 자는 경우도 있다고 하였다. 그녀가 착용한 렌즈는 매일착용렌즈이며 ReNu 다목적용액으로 렌즈를 관리한다고 하였다. 그녀가 지금 착용한 렌즈는 6개월 동안 사용한 렌즈이다. 좀 더 이야기를 나누는 과정에서 그녀는 최근 캠핑을 갔었고 호수에서 렌즈를 착용한 상태로 수영을 했다고 하였다. 수영을 한 다음 날부터 눈에 이상 증상이 나타나기 시작했으며 내과병력이나 안과병력은 없다.

2. 증상

- 충혈
- 통증
- 점액성 분비물
- 수명

3. 검사 결과

- 안경을 착용한 상태에서의 시력
  - OD 20/40 PH-NI*
  - OS 20/20
- 착용하고 있는 렌즈 변수 : Cibasoft
  - OD 8.6/13.8/−2.00
  - OS 8.6/13.8/−2.50
- 자각식 굴절검사 결과
  - OD −2.00 sphere, 20/40
  - OS −2.25−0.50×180, 20/20
- 세극등 검사소견
  - OD : Grade 2 정도의 확산된 형태의 구결막 충혈, 안검부종, 홍

* 약어설명 PH-N ; Pinhole-No improvement

반(erythema),
눈물 층에서 점액농성 분비물이 관찰됨
각막의 10시 방향 중간주변부에 지름 1~2 mm 크기의 흰 구름 같은 작은 상처가 관찰되며 이 상처는 상피와 실질 전면에 위치하고 그 주변은 뿌옇게 보임(그림 3-11)
전방에 grade 1 정도의 세포가 관찰됨
- OS : 이상소견이 관찰되지 않음

위와 같은 임상자료를 근거로 감별진단을 하시오. 최종진단을 내리고 치료방법을 생각하시오.

4. 감별 진단

- 세균각막궤양(microbial corneal ulcer)
- 침윤각막염(infiltrative keratitis)
- 익상편(pterygium)
- 플릭텐(phlyctenule)
- 혈관윤부각막염(vascularized limbal keratitis)

5. 진단

- 세균각막궤양

6. 해결 방법

콘택트렌즈 착용을 중지시켰다. 첫날에는 Ocuflox를 30분 간격으로 6시간 동안 점안하고 그 후는 매 시간마다 점안하도록 하였다. 24시간 후에 다시 검사하였는데 눈의 상태가 호전되지 않아 Ocuflox를 계속 점안하도록 하였다. 그 다음 날 검사를 하니 궤양부위가 진정되었고 환자가 느끼는 증상도 약해졌다. 계속 약물을 점안하도록 하고 다음날 관찰하니 증상이 많이 사라졌으며 궤양 부위도 회복되기 시작하였다. 약물의 용량을 줄이기 위하여 점안 약을 2시간마다 사용하도록 하고 다음 날 검사를 하니 궤양 부위는 상당히 회복되었다. 약물을 계속 점안하도록 하고 다음 날 검사를 하니 침윤과 부종현상은 남아있었지만 아주 작은 상피 손상을 제외하고는 다른 증상은 사라졌다. 환자에게 4시간마다 Ocuflox를 점안하도록 하고 2일 후 다시 검사를 하니 상피에 작은 상처는 남아있었으나 증상이 대부분 치료되었다. 점안 약은 하루에 4회 사용하도록 하고 3일 후 다시 검사하니 여전히 침윤현상과 상피 염색이 관찰되었다. Ocuflox를 중단하고 2주 후에 다시 방문할 것을 요청하였다. 각막이 완전히 치료될 때까지 앞으로 1개월 정도 콘택트렌즈를 착용하지 말라고 당부하였다. 1개월 후 환자에게 2주 착용 콘택트렌즈를 다시 피팅을 하고 QuickCare로 렌즈를 관리하도록 하였다. 그녀는 착용시간을 점점 늘여나갈 수 있었으며 1주일, 1개월, 3개월 후 다시 방문하였을 때에는 아무런 문제가 없었다.

7. 해설

세균성 궤양은 콘택트렌즈와 관련된 부작용 중에서 가장 심각한 질환으로 주기적으로 발생하며 주로 연속착용자에서 나타난다.[1-4] 세균성 궤양은 구결막 충혈, 수명, 점액성분비물, 통증과 같은 증상이 심하게 나타나는 것이 특징이다.[5-7] 이러한 증상은 염증반응의 결과로 감염원을 제거하기 위해 나타나는 우리 눈의 생체반응이다.[8] 궤양의 치료는 항생제를 처방하여 환자가 편안함을 느낄 수 있도록 증상을 완화시키는 것이다.

세균성 궤양의 진단은 간단하지 않다.[7,8] 감염성 궤양의 초기단계 증상은 비감염성 궤양과 유사하기 때문에 환자의 증상이 심해지는 며칠 후에나 진단이 가능하다. 따라서 환자의 병력이 진단에 중요하다. 이 사람의 경우에는 렌즈를 착용하고 수영을 했기 때문에 세균이 원인이라고 생각할 수 있었다. 세균 이외의 다른 원인으로는 외상,[5,6,9] 콘택트렌즈의 만성적인 연속착용,[5,6,9–12] 렌즈 오염과,[5,6,10,12] 스테로이드 사용[5,6]을 들 수 있다.

일반 소프트렌즈를 장기간 사용한 경우에도 각막의 구조와 대사과정에 변화가 생길 수 있다.[10] 각막 부종, 상피세포의 소실, 비정상적인 상피세포 분열과 같은 변화가 각막궤양을 유발할 수 있다. 정기검사에서 세극등의 고배율로 각막을 주의 깊게 관찰해야 하며 형광염색을 하지 않은 상태와 형광염색을 한 상태에서 모두 검사해야 한다. 점상찰과상(punctate erosion), 신생혈관, 미세낭포(microcyst)와 같은 증상들은 각막이 스트레스를 받고 있다는 것을 의미하므로 Dk 값이 큰 렌즈로 다시 피팅하거나 착용시간을 줄여야 한다.

치료를 하기 전에, 궤양 부위에 존재하는 세균을 검사하는 것이 좋다. 감염된 세균을 확인할 수 있으면 치료방법을 바꿀 때 도움이 된다. 검사결과가 나올 때까지는 광범위한 항생제를 사용하여 치료한다.[5,9,13] 현재 사용하는 기본적인 치료제로는 fluoroquinolone 또는 강화된 aminoglycoside 등이 있다. Fluoroquinolone은 구입하기 쉽기 때문에 일반적으로 많이 사용된다.[5,9,14] 처음 치료할 때에는 Ciprofloxacin 또는 ofloxacin을 사용한다. 환자에게 처음 6시간 동안은 Ciprofloxacin을 매 15분마다, 남은 하루 동안에는 매 30분마다, 다음 날에는 매 시간마다 점안하도록 하며, Ofloxacin은 처음 6시간 동안에는 30분마다, 남은 하루 동안에는 매 시간마다 점안하도록 한다. Ciprofloxacin 연고제는 잠자는 동안에도 사용하면 좋다. 환자의 상태는 다음날 반드시 관찰해야 한다. 증상이 밤새 좋아지지 않을 수는 있으나 궤양이 처음보다 더 심해지지는 않아야 한다. 증상이 호전될 때까지 국소적으로 flouroquinolones을 매시간 점안하고 매일 환자를 검사해야 한다. 궤양이 치료되기 시작하면 점안약은 용량을 줄여 2시간마다 점안하도록 하고 그 후에는 하루에 4회로 줄인다. Ciprofloxacin 연고제는 밤에 잠을 자는 동안에도 사용하도록 한다.

만약 상처부위가 호전되지 않으며 세균배양 결과에 따라 치료할 수 있다. 세균배양 결과 균이 없다면 더 적극적인 방법으로 치료한다. 강화된 aminoglycoside, vancomycin 또는 페니실린 유사화합물을 사용할 수 있다. 프로토조아(protozoa)가 원인인지도 의심해 보아야 한다. 궤양이 치료되지 않으면 각막 전문가에게 의뢰하는 것이 바람직하다.

8. 요점

- 초기 단계의 감염성 각막궤양의 증상은 무균성 궤양과 유사하다.
- 감염성 각막궤양은 타각적 증상과 자각적 증상이 모두 심각하게 나타난다.
- 감염성 각막궤양은 적극적인 방법으로 치료해야 한다.
- 각막궤양의 경우 원인 균을 알고 있으면 치료가 잘 되지 않을 경우 치료방법을 모색할 수 있기 때문에 치료를 시작하기 전에 궤양 부위를 배양해서 균을 확인하는 것이 좋다.

9. 참고문헌

1. Poggio EC, Glynn RJ, Schein OD, et al. The incidence of ulcerative keratitis among users of daily-wear and extended-wear soft contact lenses. *N Engl J Med.* 1989;321(12):779-783.

2. Schein OD, Glynn RJ, Poggio EC, et al. The relative risk of ulcerative keratitis among users of daily-wear and extended-wear soft contact lenses. *N Engl J Med*. 1989;321(12):773-778.
3. Cohen Ej, Fulton JC, Hoffman CJ, et al. Trends in contact lens-associated corneal ulcers. *Cornea*. 1996;15(6):566-570.
4. Liesegang TJ. Contact lens-related microbial keratitis: Part Ⅰ:Epidemiology. *Cornea*. 1997;16(2):125-131.
5. Stonecipher KG, Jensen H. Diagnosis, laboratory analysis, and treatment of bacterial corneal ulcers. *Optom Clin*. 1995;4(3)53-64.
6. Silbert JA. Contact lens-induced microbial infections. *Practical Optom*. 1994;5(3):99-104, 128.
7. Stein RM, Clinch TE, Cohen EJ, et al. Infected vs. sterile corneal infiltrates in contact lens wearers. *Am J Ophthalmol*. 1988;105(6):632-636.
8. Cohen EJ. Management of small corneal infiltrates in contact lens wearers. *Arch Ophthalmol*. 2000;118(2):276-277.
9. Stern GA. Contact lens-associated bacterial keratitis: Past, present, and future. *CLAO J*. 1998;24(1):52-56.
10. Liesegang TJ. Contact lens-related microbial keratitis: Part Ⅱ: Pathophysiology. *Cornea*. 1997;16(3):265-273.
11. Schein OD, Buehler PO, Stamler JF, et al. The impact of overnight wear on the risk of contact lens-associated ulcerative keratitis. *Arch Ophthalmol*. 1994;112(2):186-190.
12. Laibson PR, Cohen EJ, Rajpal RK. Corneal ulcers related to contact lenses. *CLAO J*. 1993;19(1):73-77.
13. Bennett HGB, Hay J, Kirkness CM, et al. Antimicrobial management of presumed microbial keratitis: Guidelines for treatment of central and peripheral ulcers. *Br J Ophthalmol*. 1998;82(2):137-145.
14. Prajna NV, George C, Selvaraj S, et al. Bacteriologic and clinical efficacy of Ofloxacin 0.3% versus Ciprofloxacin 0.3% ophthalmic solutions in the treatment of patients with culture-positive bacterial keratitis. *Cornea*. 2001;20(2):175-178.

임상 사례 3-12

RGP 콘택트렌즈 착용자에서 나타난 불편감
Rigid Gas-Permeable Lens Discomfort

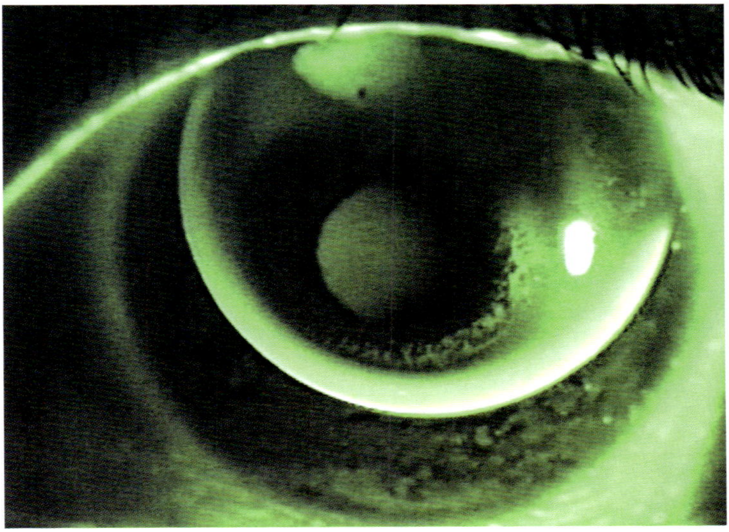

그림 3-12

1. 병력

48세의 서양남자 BB는 정기적인 눈 검사를 받기 위해 방문했다. 그는 RGP 콘택트렌즈를 10년 동안 착용하였는데 현재 착용하고 있는 렌즈는 3년 정도 착용한 것으로 새 렌즈를 주문하고 싶다고 하였다. 시력은 별 문제가 없으나 지난 3개월 동안 착용감이 나빴다고 하였다. 그는 하루에 18시간 정도 렌즈를 착용하며 1주일에 7일간 착용한다. 시력은 근시도가 심하고 난시가 있으며 부유물(floater)이 느껴지는 증상이 있다. 그 밖에 다른 병력은 특이할 만한 것이 없으며 복용하는 약물도 없고 알레르기도 없다.

2. 증상

- 지난 3개월 동안 RGP 콘택트렌즈 착용이 불편했음

3. 검사 결과

- 콘택트렌즈를 착용한 상태에서의 시력
  - OD 20/25
  - OS 20/30
- 착용하고 있는 콘택트렌즈 변수
  - OU 8.30/−8.25/10.0/재질 모름
- 덧댐굴절검사 결과
  - OD −0.50 sphere, 20/20
  - OS −0.25 sphere, 20/20
- 렌즈 피팅 상태
  - OD : 렌즈가 지나치게 상방으로 이탈됨
    렌즈의 동적 움직임이 없음
    엣지 들림(edge lift)은 적절하나 형광용액 패턴이 불규칙함
    렌즈 후면에 두꺼운 점액이 관찰됨(그림 3-12)
  - OS : 상방 이탈, 순목 시 렌즈 움직임 2 mm,
    적절한 어피컬 클리어런스, 중간주변부 베어링, 적절한 엣지 들림

- 각막곡률 측정값(렌즈 제거 후)
  - OD 41.75/42.50@075, grade 2 정도의 마이어상 왜곡
  - OS 41.50/41.37@090, 선명한 마이어상
- 각막지형도 검사(corneal topography)
  - OD : 상이(耳)측은 플랫하고 하측은 스티프한 불규칙한 패턴을 보임
  - OS : 중심부는 구형이며 하측에 작은 스티프한 영역이 보임
- 자각식 굴절검사 결과
  - OD −10.25−1.00×180, 20/20
  - OS −10.00−0.50×180, 20/30
- 세극등 검사소견
  - OD : 각막 하부에 상피염색, RGP 렌즈가 누른 자국, 중심부에 확산된 SPK*
  - OS : 각막이 깨끗하고 건강함

위와 같은 임상자료를 바탕으로 감별진단을 하시오. 임상자료를 기초로 최종 진단을 내리고 해결방법을 결정하시오.

4. 감별 진단

- 렌즈 침전물
- 각막 찰과상(corneal abrasion)
- RGP 콘택트렌즈 부착
- 관리용액 과민반응

5. 진단

- RGP 콘택트렌즈 부착

* 약어설명 SPK : superior limbic keratownjunctivitis

6. 해결 방법

오른쪽 눈의 각막지형도가 정상으로 돌아올 때까지 RGP 렌즈 착용을 중지시켰다. 환자의 근시도수가 높고 안경이 없는 상태였기 때문에 임시로 Acuvue 콘택트렌즈 (8.8/9.50/14.0)를 처방하였다. 왼쪽 눈에는 RGP 콘택트렌즈를 계속 착용하도록 하고 방부제가 없는 인공눈물을 하루에 4회 점안하도록 하였다. 2주 후에 다시 방문하여 각막지형을 검사하니 정상으로 회복되었다. 새 콘택트렌즈가 각막중심에 잘 위치하도록 렌즈의 지름을 줄이고 베이스커브는 스티프하게, 엣지 들림은 감소시킨 Boston EO/8.10/−8.75/9.2 렌즈를 처방하였다. 이 렌즈는 약간 상방으로 이탈되었으나 문제가 없었고 동적 움직임이 좋았다. 렌즈 착용자에게 콘택트렌즈 관리방법과 윤활제를 점안하는 방법에 대하여 다시 알려주었다.

7. 해설

RGP 렌즈부착은 비교적 흔한 부작용으로[1] 여러 원인에 의해 발생한다. 첫 번째 원인은 콘택트렌즈가 각막형상과 잘 맞지 않아 각막의 어떤 부위는 콘택트렌즈와 접촉되고 다른 부위는 콘택트렌즈가 떠있는 상태(vaulting area)가 되기 때문이다. 이런 경우 대부분 콘택트렌즈는 윤부밖으로 이탈하여[2] 각막의 플랫한 부위가 스티프한 피팅상태로 된다. 이 경우 대부분 엣지 들림은 낮다. 이런 피팅상태는 콘택트렌즈를 왜곡시키고 렌즈를 각막에 부착시킨다.[2,3] 렌즈 후면의 눈물 층이 얇으면 렌즈부착은 더욱 흔히 나타난다. 눈물의 수성층이 렌즈 밑에서 밖으로 밀려 나감에 따라 점액층이 렌즈 밑에 남게 되고 점액은 렌즈와 각막을 결합시키는 접착제의 역할을 한다.[4,5] 눈물 층이 두껍고 안정적이면 눈을 깜박이면서 렌즈가 미끄러져 들어갈 때 눈물이 쿠션 역할을 하기 때문에 렌즈부착이 줄어든다. 렌즈표면이 더러우면 점액이 렌즈 후면에 많이 붙어 렌즈가 부

착되기 쉽다. 렌즈부착은 RGP 렌즈를 연속착용하는 사람에서 더 흔하게 발생된다.[1-6]

RGP 렌즈가 부착 된 것은 매우 간단히 진단 할 수 있다. 렌즈가 각막에 붙어 있는 것을 볼 수 있으며 렌즈가 윤부를 지나 이탈되어 있고 점액이 렌즈 후면에 붙어있다. 렌즈의 엣지와 접하는 각막부위는 눈물이 마르기 때문에 염색증상이 관찰된다. 렌즈를 제거하면 렌즈가 각막을 누른 자국을 볼 수 있으며 렌즈가 부착된 부위에는 각막염색이 더 많이 보인다.

콘택트렌즈가 이탈되면 각막에 압박을 가하기 때문에 각막왜곡이 나타난다. 각막은 비대칭적으로 불규칙해지며 렌즈가 부착된 부위는 플랫하게, 렌즈가 없었던 부위는 스티프하게 변한다. 안검부착피팅은 종종 렌즈가 상측으로 이탈되며 각막지형도가 원추각막환자의 형태와 비슷하게 나타나는데 이러한 경우는 거짓원추각막(pseudokeratoconus)이라 명명한다.[7-9] 각막곡률계로 검사하면 거짓원추각막의 형태가 분명하지는 않아도 각막이 왜곡된 것을 충분히 알 수 있다. 각막지형도검사는 각막왜곡을 평가할 수 있는 가장 중요한 방법이다. 각막이 왜곡되면 대부분 자각식 굴절검사에서 부정난시가 나타나며 최고시력이 떨어진다. 각막지형이 정상으로 돌아오면 시력이 개선되고 정상 상태로 돌아온다.

렌즈부착을 치료하는 것은 어려울 수 있다. 첫째, 렌즈부착을 막기 위해 렌즈의 변수를 바꿔야 하는데 이에 대한 연구가 많지 않으며, 어떤 경우에는 모순된 결과가 나타나기도 한다.[1,6,10] 또한 렌즈 착용자들이 일반적으로 증상을 느끼지 못하기 때문에,[1] 렌즈착용을 중단해야 하는 이유를 설명하고 이해시켜야 한다. 렌즈 착용자에게 각막형상이 불규칙하고 렌즈가 부착된 근거를 사진이나 비디오로 보여주는 것이 좋다. 각막지형이 정상으로 돌아오면 재발을 막기 위해 렌즈를 다시 피팅한다.

첫 번째 단계는 착용하던 렌즈를 다시 착용시켜 렌즈 피팅패턴을 관찰하는 것이다. 렌즈가 이탈되었다면 새 렌즈의 피팅은 중심잡기가 좋도록 해야 한다. 안검부착피팅을 하지 않은 경우라면 중심잡기를 좋게 하기 위해 지름이 큰 렌즈로 바꿔준다. 엣지 들림을 적절하게 하기 위해서는 베이스커브를 잘 결정해야 하며 엣지 들림이 너무 높거나 넓다면 주변부커브를 스티프하게 하여 중심잡기를 좋게 한다.

착용하던 렌즈가 안검부착피팅이었다면 중심잡기를 개선하기 위하여 지름을 줄여준다. 최종적으로 베이스커브는 얼라인먼트 또는 약한 클리어런스 상태가 되도록 스티프하게 결정하고, 주변부는 적절한 엣지 들림을 유지시킨다. 이와 같이 부분적으로 렌즈의 변수를 조정하면 렌즈부착을 막을 수 있다.[10]

렌즈 착용자의 눈물이 부족하다면 렌즈를 다시 피팅한 후에는 습윤제를 항상 가지고 다니도록 권한다.[6] 마모제가 포함된 세척액과 효소세척액을 사용하여 렌즈를 관리하도록 하고 렌즈부착이 재발되지 않도록 정기적인 검사와 렌즈교환[6]이 필요하다고 강조해야 한다.

8. 요점

- RGP 렌즈부착의 경우는 렌즈 움직임이 없거나 렌즈 후면에서 점액이 관찰되며, 각막 염색과 각막왜곡이 나타난다.
- RGP 렌즈부착은 중심잡기가 좋지 않고 이탈된 렌즈를 연속착용 한 경우에 흔하게 발생된다.
- 각막이 왜곡된 경우는 각막지형과 굴절검사결과가 안정적으로 나올 때까지 계속 관찰한다.
- RGP 렌즈 피팅은 중심잡기가 양호하고, 어피컬 얼라인먼트 피팅상태를 유지하면서 엣지 들림이 적절해야 한다.

9. 참고문헌

1. Kenyon E, Polse KA, Mandell RB. Rigid contact lens adherence: Incidence, severity and recovery. *J Am Optom Assoc.* 1988;59(3):167–174.
2. Swarbrick HA, Holden BA. Rigid gas-permeable lens binding: Significance and contributing factors. *Am J Optom Physiol Optics.* 1987;64(11):815–823.
3. Goldberg JB. RGP contact lens adherence: Flexure or tear film thinning–Can we define the cause? *Int Contact Lens Clin.* 1994;21(1):26–28.
4. Swarbrick HA, Holden BA. Ocular characteristics associated with rigid gas-permeable lens adherence. *Optom Vis Sci.* 1996;73(7):473–481.
5. Taylor AJ, Wilson SDR. Post-lens tear film thinning in rigid gas-permeable lenses. *Optom Vis Sci.* 1995;72(12):849–856.
6. Woods CA, Efron N. Regular replacement of rigid contact lenses alleviates binding to the cornea. *Int Contact Lens Clin.* 1996;23(1):13–18.
7. Shovlin JP, DePaolis MD, Kame RT. Contact lens-induced corneal warpage syndrome vs. keratoconus. *Contact Lens Forum.* 1986;11(8):32–36.
8. Lebow KA, Grohe RM. Differentiating contact lens-induced warpage from true keratoconus using corneal topography. *CLAO J.* 1999;25(2):114–122.
9. Eghbali F. Keratoconus suspect or pseudokeratoconus? *Contact Lens Spectrum.* 1997;12(12):30–32.
10. Swarbrick HA, Holden BA. Effects of lens parameter variation on rigid gas-permeable lens adherence. *Optom Vis Sci.* 1996;73(3)144–155.

□ 임상 사례 3-13

소프트렌즈 착용자에서 나타난 충혈과 통증

Painful Red Eye with Soft Lens Wear

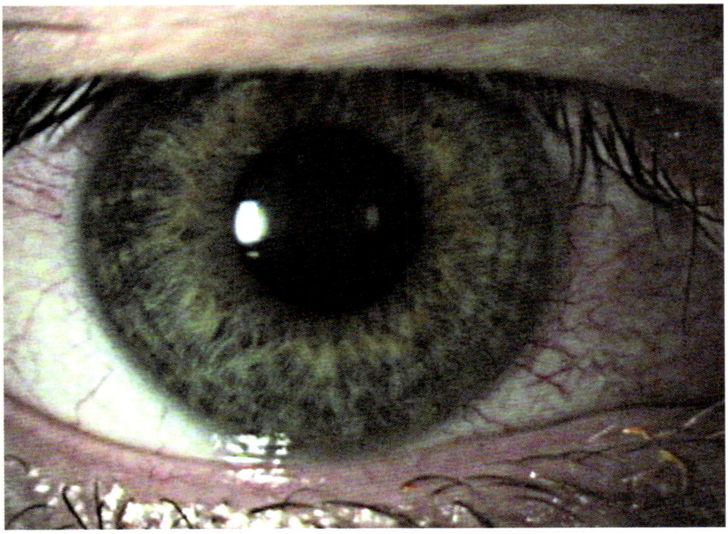

그림 3-13

1. 병력

소프트렌즈를 착용하는 29세 서양여자가 아침에 일어나 보니 눈에 통증과 충혈이 심해서 방문하였다. 눈부심이 심했으며 콘택트렌즈를 뺀 후에는 증상이 더 심해진다고 하였다. 그녀는 현재 소프트렌즈를 연속착용하고 있으며 보통 14일 동안 연속으로 착용했다고 하였다. 지금 착용하고 있는 렌즈는 7개월 동안 착용한 렌즈이며 Bausch & Lomb사 제품의 식염수를 사용하고 효소세척액을 사용한다고 하였다. 그녀의 왼쪽 눈에는 아무 문제가 없었다. 안과 병력과 내과 병력이 없으며 현재 피임제를 복용하고 있고 알레르기는 없다.

2. 증상

- 충혈
- 심한 통증
- 심한 수명
- 잠에서 깨어보니 증상이 나타났으며 렌즈를 빼고 난 후에 증상이 더 심해짐

3. 검사 결과

- 안경을 착용한 상태에서의 시력
  - OD 20/80 PH-NI*
  - OS 20/20
- 외안부 검사
  - OD : grade 3 정도의 구결막 충혈(그림 3-13)
    심한 유루현상
  - OS : 깨끗함
- 세극등 검사소견(0.5% proparacaine 1방울 점안한 후 검사)
  - OD : 여러 개의 작은 각막침윤
    grade 1 정도의 확산된 점모양 찰과상(punctate erosions),
    grade 2 정도의 각막 실질 부종

* 약어설명 PH-NI : Pinhole-No improvement

- OS : grade 2 정도의 미세낭포(microcysts),
  약간의 확산된 점모양찰과상
- 착용하고 있는 콘택트렌즈 : B&L U4
  - OD -6.00
  - OS -4.75
- 콘택트렌즈 상태
  - 양안의 콘택트렌즈 모두 단백질 침전물이 코팅된 형태로 보임
  - 렌즈 케이스가 더러움

위와 같은 임상자료를 바탕으로 감별진단을 하시오. 임상 자료를 근거로 최종 진단을 내리고 치료방법을 생각하시오.

4. 감별 진단

- 각막궤양
- 콘택트렌즈 급성충혈(Contact lens acute red eye CLARE)
- 소프트렌즈에 의한 저산소증(soft lens-associated corneal hypoxia, SLACH)
- 바이러스결막염
- 세균결막염
- 재발성 각막찰과상(recurrent corneal erosion)

5. 진단

- 콘택트렌즈 급성충혈

6. 해결 방법

환자에게 Polytrim을 하루에 4회 점안하고 하루 후에 다시 방문할 것을 요청하였다. 다음 날 증상은 많이 줄어들었으나 침윤현상은 여전히 남아있었다. Polytrim 안약을 계속 사용하도록 하고 3일 후에 다시 방문할 것을 요청하였다. 3일 후 증상은 다 사라졌고 그녀는 콘택트렌즈를 다시 착용하고 싶다고 하였다. 침윤현상이 사라질 때까지 콘택트렌즈를 착용할 수 없으며 앞으로는 매일착용 스케줄로 렌즈를 착용해야 한다고 하였다. 2주일 후 그녀에게 산소투과율이 높은 고함수 디스포저블렌즈를 피팅해 주었다. 1개월, 3개월 후 다시 방문하였을 때 아무런 문제가 없었고 그녀는 콘택트렌즈를 계속해서 매일착용 스케줄로 착용하겠다고 하였다.

7. 해설

각막에 작은 형태의 침윤현상이 나타나면 각막 감염을 의심해야 한다. 그러나 이 착용자의 경우처럼 한쪽 눈에 심각한 증상이 갑자기 나타나면 세균이나 바이러스 결막염으로 의심할 수 있다. 급성 결막염(hyperacute conjunctivitis)의 경우에도 이와 유사한 증상이 나타날 수 있지만 점액성 분비물이 심하다. 이 착용자의 경우에는 분비물이 없기 때문에 급성결막염으로 진단할 수 없다. 재발성 각막찰과상인 경우에는 통증이 심하고 아침에 발병되지만 통증은 시간이 지남에 따라 경감된다. 소프트렌즈에 의한 저산소증도 이 착용자의 경우와 유사하지만 상피손상이 상대적으로 넓은 부위에서 나타나는데 이 사람의 경우에는 상피손상이 없었다.

이 사람은 콘택트렌즈 급성충혈의 증상이 전형적으로 나타난 경우이다. 콘택트렌즈 급성충혈은 콘택트렌즈를 착용한 상태로 잠을 자다가 아침에 깰 때 증상이 바로 나타나기도 하며 어떤 경우에는 통증이 심해 밤중에 잠에서 깨기도 한다.[1-4] 소프트렌즈를 연속착용 스케줄로 장기간 착용하면 각막의 기능과 형태가 온전하지 못해서 병이 급성으로 진행된다. 그람양성균(gram-positive)[2,5-7] 또는 그람음성균(gram-negative)[2,3,8] 이나 세균이 분비하는 독소가 소프트렌즈 밑에 걸려 염증을 유발한다. 콘택트렌즈를 빼면 손상된 각막이 노출되고 콘택트렌즈의 연속착용으로 둔화된 각막이 다시 민감해져서 통증과 수명을 더 심하게 느끼게 된다.

CLARE의 치료는 착용자의 증상에 초점을 맞추어야 하며 콘택트렌즈 착용습관과 관리습관에도 신경을 써야 한다. CLARE은 항생제를 점안하지 않고 치료되는 경우도 있지만[2], 광범위한 스펙트럼(spectrum)을 가진 fluoroquinolone 이나 aminoglycoside와 같은 항생제를 처음 24~48시간 동안에는 하루에 4회 점안하도록 한다.[3] CLARE는 각막상피가 손상되며 감염되지 않아도 발병될 수 있다. 연속착용 콘택트렌즈를 착용하면 눈의 정상적인 환경(flora)이 변하여 녹농균(*pseudomonas aeruginosa*)과 같은 위험한 그람음성균이 쉽게 감염되어[9] 각막상피에 부착된다.[10] 그러므로 항생제는 그람음성균에 효과가 큰 약제를 사용해야 한다. 조절마비제는 모양근을 이완시켜 눈부심을 감소시키며 경구용 진통제는 통증을 줄여주므로 치료 첫날 두 약물을 모두 처방한다.

또한 렌즈 착용자에게 렌즈 착용시간에 대하여 다시 교육해야 한다. 연속착용을 중지하고 동일한 종류의 렌즈로 매일착용을 하도록 한다. 착용했던 렌즈가 타이트하고 Dk 값이 작다면 Dk 값이 큰 렌즈로 루스하게 다시 피팅한다. 실리콘하이드로겔렌즈는 움직임이 적절하다면 좋은 대안이 될 수 있다. 적절한 렌즈관리와 렌즈 케이스의 청결 또한 중요하다. 식염수와 효소세척액만을 사용하는 것으로는 불충분하다. 그람음성균에 효과적인 소독액을 사용해야 CLARE의 재발을 막을 수 있다.

8. 요점

- CLARE은 만성적으로 소프트렌즈를 연속착용한 경우와 세균 특히 그람음성균에 감염된 경우에 발생한다.
- CLARE는 무균성이나 이차 감염이 일어날 수 있다.
- CLARE는 스펙트럼이 광범위한 항생제, 조절마비제와 경구용 진통제로 치료한다.
- CLARE의 재발을 막기 위해서는 콘택트렌즈를 다시 피팅하고 렌즈 착용 스케줄과 관리방법에 대한 재교육이 필요하다.

9. 참고문헌

1. Zantos SG, Holden BA. Ocular changes associated with continuous wear of contact lenses. *Aust J Optom*. 1978;61:418-426.
2. Holden BA, Sankaridurg PR, Jalbert I. Adverse events and infection: Which ones and how many? IN: Sweeney DF (ed). *Silicone Hydrogels*–The Rebirth of Continuous Wear Contact Lenses. Oxford: Butterworth-Heinemann, 2000: 168-175.
3. Silbert JA. Inflammatory responses in contact lens wear. In: Silbert JA (ed). *Anterior Segment Complications of Contact Lens Wear,* 2nd ed. Boston:Butterworth-Heinemann, 2000:125-126.
4. Millis E. Contact lenses and the red eye. *Contact Lens Anterior Eye*(suppl). 1997;20(2):S5-S10.
5. Swarbrick HA, Holden BA. Complications of hydrogel extended wear lenses. In: Silbert JA (ed). *Anterior Segment Complications of Contact Lens Wear,* 2nd ed. Boston: Butterworth-Heinemann, 2000:295-296.
6. Wu PZJ, Thakur A, Stapleton F, Willcox MDP. *Staphylococcus aureus* causes acute inflammatory episodes in the cornea during contact lens wear. *Clin Exper Ophthalmol*. 2000;28194-196.
7. Snakaridurg PR, Sharma S, Willcox M, et al. Colonization of

hydrogel lenses with *Streptococcus pneumoniae*: Risk of development of corneal infiltrates. *Cornea*. 1999;18(3):289–295.

8. Holden BA, LaHood D, Grant T, et al. Gram-negative bacteria can induce contact lens-related acute red eye (CLARE) responses. *CLAO J*. 1996;22(1):47–52.
9. Stapleton F, Willcox MDP, Fleming CM, et al. Changes in the ocular biota with time in extended-wear and daily-wear disposable contact lens use. *Infect Immun*. 1995;63(11):4501–4505.
10. Fleiszig SM, Efron N, Pier GB. Extended contact lens wear enhances *Pseudomonas aeruginosa* adherence to human corneal epithelium. *Invest Ophthalmol Vis Sci*. 1992;33(10):2908–2916.

제 4 장

특수 콘택트렌즈 피팅 딜레마

Specialty Contact Lens Fitting Dilemmas

■ 임상 사례 4-1

RGP 콘택트렌즈를 착용한 원추각막 환자에서 나타난 불편감

Uncomfortable Rigid Gas-Permeable Lens in Keratoconus

Edward S. Bennett

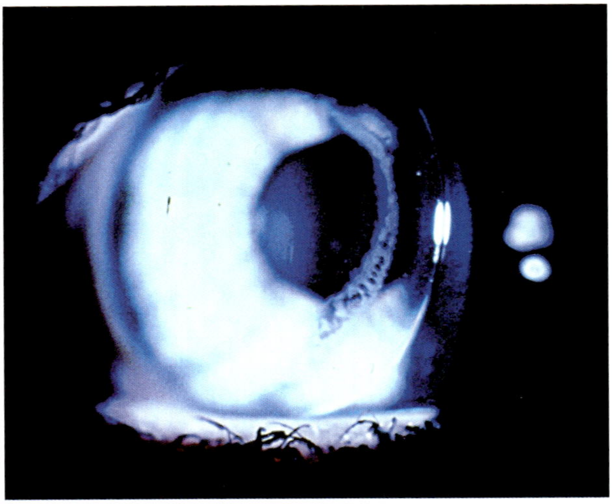

그림 4-1

1. 병력

42세 여성인 CG는 1993년 3월에 눈검사를 받기 위해 Missouri-St 검안대학을 방문하였다. 1978년에 원추각막 진단을 받았고 그 후 오른쪽 눈에는 PMMA 렌즈를(후에 RGP 렌즈로 다시 피팅했음), 왼쪽 눈에는 소프트렌즈를 착용하였다. 다른 병원에서 그녀의 진료를 의뢰하여 검사하게 되었는데, 그녀는 렌즈를 5시간 정도밖에 착용할 수 없으며 오른쪽 눈은 건조감과 이물감이 더 심해서 렌즈를 착용하기 힘들다고 하였다. 그녀는 이 병원에 오기 전에 다른 병원에서 여러 종류의 RGP 콘택트렌즈를 처방받았으나 만족하지 못했다. 원추각막이 어느 정도 진행된 상태였고 콘택트렌즈 착용시간이 적기 때문에 다른 병원에서는 그녀에게 각막이식수술(penetrating keratoplasty)을 제안한 상태였다.

2. 증상

- 오른쪽 눈은 RGP 콘택트렌즈를 오래 착용할 수 없음
- 오른쪽 눈은 콘택트렌즈에 의한 건조감이 심함
- 오른쪽 눈에 이물감이 느껴짐

3. 검사 결과

- 시력
  - OD(RGP 렌즈를 착용한 상태) $20/30^{+2}$
  - OS(소프트렌즈를 착용한 상태) 20/25
- 콘택트렌즈 변수
  - OD 6.52/−8.50/7.6/6.0/0.14
  - OS 렌즈 재질 모름/−2.00D
- 콘택트렌즈 평가
  - OD : 중심잡기 양호, 순목 시 1 mm 이하의 래그
    각막중심에 약한 터치가 있는 얼라인먼트 피팅

※ 콘택트렌즈 변수 : 베이스커브 / 도수 / 전체지름 / 동공부지름 / 중심두께

주변부 클리어런스는 거의 없음(그림 4-1)

- 세극등 검사소견
  - OD : 각막중심부에 깊은 상처와 플라이셔고리(Fleischer ring) 및 보크트선(Vogt's straie)이 많이 보임
    각막 염색 부위는 서로 붙어 있는 상태
  - OS : 각막과 결막이 깨끗하고 건강함
- 눈물막파괴시간 : 양안 모두 5초
- 각막두께 : 우안 0.442 mm
- 각막곡률 측정값 : EyeSys
  - OD : 54.62/55.37
  - OS : 43.25@175;43.75@085
- 현성 굴절검사 결과(manifest refraction)
  - OD : 측정이 불가능함
  - OS : −2.25−0.25×145

4. 감별 진단

- 단안성 원추각막(unilateral keratoconus)
- 콘택트렌즈 부착
- 플랫한 피팅
- 스티프한 피팅
- 스티프한 주변부커브

5. 진단

- 단안성 원추각막환자에서 렌즈 주변부가 스티프하여 나타난 렌즈부착

6. 해결 방법

오른쪽 눈에 디자인이 다른 RGP 렌즈를 피팅하고 왼쪽 눈에도 RGP 렌즈를 피팅하였다. 오른쪽 눈에 여러 종류의 렌즈를 시도하였고 최종적으로 three-point touch 피팅 패턴의 렌즈를 결정하였다. 왼쪽 눈의 렌즈는 얼라인먼트 상태로 피팅하였다.

- OD Fluoroperm 30/6.89/−5.75/8.8/7.6/7.8@0.3/9.8@0.3/0.15
- OS Fluoroperm 30/7.85/−2.00/8.8/7.6/8.8@0.3/10.8@0.3/0.20
- 콘택트렌즈를 착용한 상태에서의 시력 : OD $20/25^{-2}$, OS $20/25^{+2}$

CG는 새로 처방받은 콘택트렌즈를 14시간 정도 착용할 수 있게 되었으며 1993년 4월부터 1994년 10월까지 여러 차례 검사를 받았다. 매번 방문할 때마다 오른쪽 눈의 렌즈는 움직임이 충분하지 않았고(1 mm 이하) 일시적인 렌즈부착 현상이 나타났다. 각막중심부에서 유합된 형태의 염색이 관찰되었고 한번은(1993년 8월) 약한 찰과상이 생겼다. 1994년 10월에 방문했을 때 1개월마다 방문할 것을 요청하였고 오른쪽 렌즈를 다시 피팅해야 할 것 같다고 하였다. 그렇지만 그녀는 1995년 6월이 되어서야 방문하였다. 눈을 깜박일 때에도 렌즈 움직임이 없었던 점으로 미루어 렌즈를 착용하면 불편했을 것으로 생각되어 다른 디자인의 렌즈를 권하였다. 형광용액 염색 결과 각막중심부에 중간정도의 베어링과 각막주변부에 seal off가 관찰되었으며, 렌즈를 빼고 검사한 결과 각막중심부에 염색이 유합된 형태로 관찰되었다.

그녀에게 Rose-K 렌즈(Lens Dynamics)를 다시 피팅하였다. 렌즈의 변수는 다음과 같다.

＊ 콘택트렌즈 변수 표기법(단위 mm) 제품명 / 베이스커브 / 도수 / 전체지름 / 동공부지름 / 2차 커브 곡률반경@2차 커브 폭 / 주변부커브 곡률반경@주변부커브 폭 / 중심두께

- OD Fluoroperm 30/6.60/-7.50/8.7/6.6/엣지 들림이 큰 디자인
  주변부 클리어런스를 증가시키기 위하여 엣지들림은 높게 했으며 광학부 지름은 작게 하여 렌즈의 동적 움직임을 증가시켰다.

새로 주문한 렌즈를 착용한 상태에서 오른쪽 눈의 시력은 $20/20^{-1}$이 나왔다. 피팅상태는 Three-point touch를 보이면서 주변부 클리어런스도 적절하였다. CG는 시력이 잘 나오고 착용감이 좋다면서 만족하였다. 그녀는 1995년 10월부터 1996년 8월까지 5차례 검사를 받았으며 그 후 캘리포니아로 이사 갔다. 이사를 가기 전 마지막 방문 시 그녀의 시력은 20/25였으며 피팅 상태는 중심부에 매우 약한 풀링(pooling)과 적절한 주변부 클리어런스로 나타났다. 순목 시 1~2 mm 정도의 래그가 있었고 중심잡기는 적절하였다. 렌즈부착은 보이지 않았으며 아주 약한 정도의 각막염색이 있었다. 그녀는 시력과 착용감이 좋다고 매우 만족하였으며 하루에 14시간 정도 렌즈를 착용한다고 하였다. 굴절검사값과 EyeSys 측정값은 다음과 같았다.

- OD -9.75-2.50×050, 20/40
- OD 52.89@138;50.29@048

7. 해설

RGP 렌즈의 부착현상을 진단하는 것은 어렵지 않다. CG의 경우 렌즈부착이 생기기 전에 간헐적으로 증상이 있었다. 즉 렌즈 움직임이 적다든지, 렌즈를 뺏을 때 렌즈부착의 흔적이 약하게 원형으로 나타나고 죽은 세포조각(debirs)이 렌즈에 걸려있어 각막염색이 나타날 수 있다. 렌즈 착용자가 증상을 느끼지 못할 수도 있기 때문에 렌즈를 뺀 상태 뿐 만 아니라 렌즈를 착용한 상태에서도 세극등으로 정밀하게 검사해야 하다. 렌즈부착은 주변부 seal off 현상이 있을 때 뿐 만 아니라 얼라인먼트 피팅상

태가 아닌 경우에도 나타날 수 있으며 RGP 렌즈를 착용한 원추각막 환자에서 종종 나타난다. 원추각막환자에서 나타나는 각막염색은 확산된 형태 또는 유합된 형태로 나타나며, 대부분의 경우 염색은 렌즈부착으로 렌즈에 붙은 죽은 세포가 각막을 자극하기 때문에 나타난다.

각막부착의 원인에 대해서는 다소 논쟁의 여지가 있지만[1,2] 불규칙한 각막에 구형의 렌즈를 피팅하면 규칙적인 각막에 비하여 렌즈부착이 더 흔하며 얼라인먼트 피팅인 경우에는 렌즈부착이 줄어든다. 주변부 seal off를 최소로 하기 위하여 주변부커브가 플랫하고 넓은 디자인의 렌즈를 권한다.[3] 또한 베이스커브를 스티프하게 하면서 광학부 지름을 작게 하면 중심잡기가 더 좋아지며 얼라인먼트 피팅이 된다. 광학부 지름은 베이스커브와 동일하게 사용하는 것이 일반적이다.

원추각막 환자는 이 착용자의 경우와 같이 RGP 렌즈피팅에 실패할 확률이 상당히 높다. 첫 번째 렌즈는 상대적으로 광학부 지름이 크고, 주변부 커브와 넓이가 일반적인 것으로 시작하는데 이 렌즈는 시간이 지나면 각막에 점점 부착된다. 이 착용자의 경우에는 Rose-K 렌즈를 피팅하였는데 이 렌즈는 디자인이 다양하여 수천 개의 주변부 커브를 갖는다.[4] 이 렌즈의 디자인은 일반적으로 광학부 지름이 작고 5~6개의 브랜딩된 주변부 커브가 있는 형태로 엣지 들림이 낮은 것에서부터 높은 것 까지 모두 주문할 수 있으며 엣지 들림이 높은 렌즈는 일반적인 디자인보다 1 mm 정도 더 플랫하다. 즉 엣지는 플랫하고 광학부 지름은 작게 디자인한 렌즈가 Rose-K 렌즈로, 이 렌즈는 중심잡기가 우수하고 렌즈 움직임이 좋으며 주변부 클리어런스가 적절하여 각막 염색이 적으며 전반적인 렌즈 만족감을 높일 수 있다.

8. 요점

- RGP 렌즈부착은 각막이 불규칙한 사람한테 흔하게 나타나는 현상으로 렌즈가 얼라인먼트 피팅상태가 아닐 때 나타난다.
- 주변부 seal off를 최소화하기 위해서는 렌즈의 주변부 커브는 플랫하고 넓게 광학부 지름은 베이스커브를 스티프하게 한 만큼 줄인다.
- 원추각막환자에게 처방할 렌즈의 광학부 지름을 베이스커브와 같은 크기로 결정한다.

9. 참고문헌

1. Swarbrick HA, Holden BA. Rigid gas-permeable lens binding: Significance and contributing factors. *Am J Optom Physiol Opt.* 1987;64(11):815-823.
2. Bennett ES, Grohe RM. How to solve stuck lens syndrome. *Rev Optom.* 1987;124(12):51-52.
3. Bennett ES. A commonsense approach to fitting keratoconus with RGP lenses. *Optom Today.* 1997;5(2):25-27.
4. Caroline PJ. Norman C, Andre M. The latest lens design for keratoconus *Contact Lens Spectrum.* 1997;12(8):36-41.

임상 사례 4-2

이중초점 콘택트렌즈 착용자에서 나타난 시력저하

Bifocal Contact Lens Problem

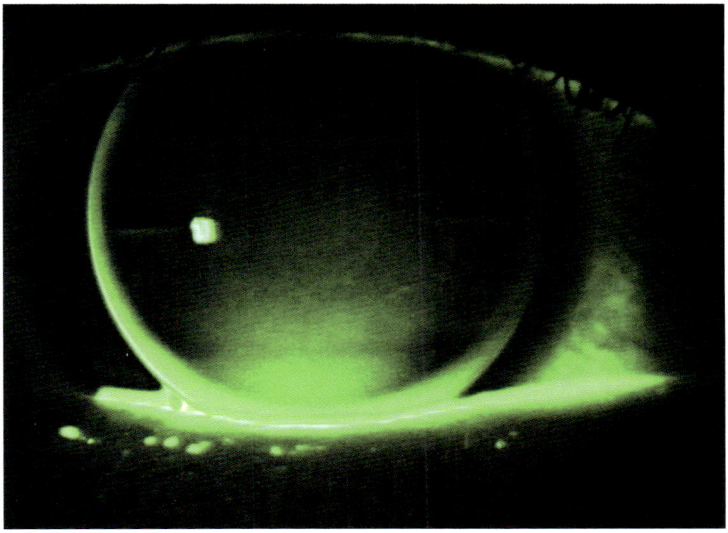

그림 4-2

1. 병력

52세의 서양여자 CF는 정기검사를 받기 위해 방문하였고 이중초점 콘택트렌즈에 관해 문의하였다. 그녀는 현재 소프트렌즈를 착용하고 있는데 원거리 시력이 나쁘며 특히 밤에는 더 나빠지고 근거리 시력도 좋지 않다고 하였다. 그녀가 지금 착용하고 있는 콘택트렌즈는 근거리 시력을 좋게 하기 위해 약간 저 교정한 렌즈이다. 그녀는 직장에서 원거리, 중간거리와 근거리 물체를 모두 보면서 빠르게 일을 할 수 있는 동체시력(dynamic vision)을 원하였다. 그러나 현재 착용하고 있는 렌즈는 이러한 동체시력을 만족시켜주지 못한다고 하였다. 그녀는 하루에 15시간 정도 렌즈를 착용하고 있다. 다목적용액을 사용하여 매일 렌즈를 세척하고 소독하며 일주일마다 효소세척액을 사용하여 렌즈를 관리하고 있다. 그녀의 안과병력이나 내과병력은 특이한 것이 없으며 복용하는 약물도 없고 알레르기도 없다.

2. 증상

- 현재의 착용하는 콘택트렌즈는 근거리와 중간거리 시력이 좋지 않음

3. 검사 결과

- 콘택트렌즈를 착용한 상태에서의 시력
  - OD 20/50
  - OS 20/50
- 덧댐굴절검사 결과
  - OD −1.00−0.50×030, 20/20⁻
  - OS −0.75−0.50×170, 20/20⁻
- 콘택트렌즈를 착용한 상태에서 근거리 시력
  - OD 20/40
  - OS 20/60
- 콘택트렌즈 변수
  - OD CSI Clarity/8.6/13.8/−2.50
  - OS Cibasoft/8.6/13.8/−3.50

- 콘택트렌즈 피팅상태
  - 양안 모두 중심잡기 양호
  - 순목 시 렌즈 움직임 0.25 mm
  - 약간의 단백질 침전물이 필름처럼 관찰됨
- 각막곡률 측정값
  - OD 40.50/41.12@090
  - OS 40.87/41.12@090
- 자각식 굴절검사 결과
  - OD −3.50−0.50×030, 20/20
  - OS −3.75−0.50×170, 20/20
- 외안부 검사소견
  - OU : 모두 깨끗하고 이상증상이 없음
    어두운 곳에서 동공지름 5 mm, 밝은 곳에서 동공지름 2.5 mm
  - OD : 검열폭 8 mm, 하안검이 윤부 1 mm 상방에 위치함
  - OS : 검열폭 9 mm
- 세극등 검사소견
  - OU : 모두 깨끗하고 이상증상 없음

위와 같은 임상자료를 바탕으로 콘택트렌즈를 결정하시오. 가장 적절한 콘택트렌즈를 생각하고 처방을 내리시오.

4. 선택 가능한 콘택트렌즈

- 구면 소프트렌즈 도수 변경
- RGP 렌즈
- 모노비젼(monovision)
- 다 초점 콘택트렌즈(multifocals)

5. 처방

이 착용자의 경우에는 모노비젼을 포함하여 멀티포컬 소프트렌즈, 멀티포컬 RGP 콘택트렌즈 등 여러 방법이 가능하다. 이 착용자는 PMMA 렌즈에 대한 나쁜 경험 때문에 RGP 렌즈를 착용하지 않겠다고 하였다. 그녀는 또한 양안시 능력을 잃게 되는 모노비젼도 거부하였다. 따라서 이 사람에게 렌즈 중심부에 근거리 도수를 넣은 비구면 다초점 소프트렌즈를 처방했고 그 후 렌즈 중심부에 원거리 시력을 넣은 비구면 RGP 렌즈를 다시 처방했으나 모두 근거리 시력이 좋지 않았다. 그녀와 더 많은 이야기를 나누었고 안심을 시킨 후 분절디자인의 RGP 바이포컬렌즈를 처방하였다.

처방한 렌즈는 Solitaire Ⅱ/Fluoro-Perm 60 렌즈로

- 8.33/−2.25/+2.00 add/9.4×9.0/7.8/4.0 seg ht/2.25 pd BD
- 8.33/−2.50/+2.00 add/9.4×9.0/7.8/4.0 seg ht/2.25 pd BD

이 렌즈를 착용한 후 원거리 시력은 우안 20/25, 좌안 20/20⁻, 근거리 시력은 양안 모두 20/20이 나왔다. 렌즈는 하안검 위에 위치하였고 움직임이 양호하고 눈을 깜박인 후에는 빠르게 제 위치로 돌아왔다. 렌즈는 양안 모두 어피컬 얼라인먼트와 주변부 클리어런스가 적절하게 유지되었다. 분절선은 수평으로 유지되며 회전 안정성이 좋았다. 렌즈를 착용하고 하방을 주시했을 때 분절의 위치는 적절하였다. 그러나 그녀는 가끔 원거리와 중간거리시력이 흐릿하다고 하였다. 다시 관찰하니 오른쪽 렌즈의 분절선이 동공을 지나면서 너무 높게 위치한 것을 발견하였다(그림 4-2). 오른쪽 렌즈를 0.3 mm 절단하여 분절선이 좋은 위치에 자리 잡도록 하였다.

다시 방문하였을 때 그녀는 원거리와 근거리 시력은 좋지만 중간거리

시력은 여전히 흐리다고 하였다. 중간거리 시력을 개선하기 위하여 중간 범위를 갖는 삼중초점 디자인의 렌즈를 주문하였다. 삼중초점 콘택트렌즈를 착용하고 2주 정도 적응기간이 지난 후 그녀는 중간거리의 범위가 작아서 불편하다고 하였다. 또한 그녀는 중간거리 시력이 선명해도 원거리와 근거리 시력이 예전보다 일정하지 않아 만족스러워하지 않았다.

양안 가입도가 다른 Solitaire Ⅱ 이중초점렌즈를 다시 처방하였다. 그녀는 왼쪽 눈이 우세 안이기 때문에 왼쪽 콘택트렌즈의 가입도는 적게 +1.00D만 처방하여 중간거리는 왼쪽 눈으로, 근거리는 오른쪽 눈으로 원거리는 양안으로 모두 볼 수 있도록 하였다. 새로 처방된 콘택트렌즈를 착용하고 그녀는 모든 거리를 편안하게 볼 수 있었다.

- Tru-form Optics Solitaire Ⅱ
  - OD 8.33/−2.25/+2.00 add/9.4×8.7/3.7 seg ht/2.25 pd BD
  - OS 8.33/−2.50/+1.00 add/9.4×9.0/4.0 seg ht/2.25 pd BD
- 원거리 시력
  - OD 20/20
  - OS 20/20
- 근거리 시력
  - OD 20/20
  - OS 20/25

6. 해설

이 착용자는 여러 가지 원인 때문에 피팅이 복잡한 경우이다. 첫째, 그녀는 선명한 시력에 대한 기대감이 너무 높으며 둘째, 가입도가 상대적으로 많다. 셋째, 주시점을 빨리 전환해야 하는 일을 하고 있으며 넷째, 하드렌즈에 대한 선입견이 나빴다. 따라서 그녀는 여러 콘택트렌즈를 착용해 본 후에야 만족스런 렌즈를 결정할 수 있었다.

RGP 렌즈는 소프트렌즈보다 시력이 더 선명하다고 알려져 있다.[1–5] 이것은 특히 각막난시가 있는 경우와 가입도가 높은 다초점렌즈를 피팅할 경우 더욱 그렇다. 다초점 소프트렌즈는 일정한 시력을 제공하지 못하고 특히 착용자가 시력에 대한 기대감이 큰 경우에는 더욱 만족하기 어렵다. 그렇지만 이 경우처럼 RGP 렌즈를 싫어하는 사람에게는 소프트렌즈를 먼저 시도하는 것이 좋다. 소프트렌즈가 잘 맞지 않는다는 것을 착용자가 알게 되면 RGP 렌즈에 대한 적응이 쉬워진다. 처음에 소프트렌즈를 피팅해 보지 않고 RGP 렌즈를 피팅하면 RGP 렌즈에 적응하기 힘들게 된다.

다초점 비구면 RGP 렌즈는 다초점 소프트렌즈보다 더 선명한 교대보기 시력을 제공한다.[1–5] 그렇지만 어느 정도는 소프트렌즈처럼 동시보기 시력(simultaneous vision)에도 의존한다. 따라서 다초점렌즈는 어느 정도 흐린 상을 감수해야 한다. 비구면 디자인의 장점은 원거리, 중간거리 및 근거리 시력을 모두 제공하며 동심원 디자인으로 주시방향에 관계없이 근거리 시력이 잘 나온다는 것이다.[1–5] 따라서 원하는 만큼의 선명한 시력은 얻을 수 있다. 그렇지만 이 임상사례에서 보듯 이 디자인은 CF에게 만족스러운 근거리 시력을 제공하지 못했다.

교대보기(alternating vision) RGP 이중초점렌즈는 착용자가 요구하는 선명한 시력을 제공한다. 이 렌즈를 잘 사용하기 위해서는 훈련이 필요하다. 이 렌즈를 착용한 후 보는 방법과 눈을 깜박이는 방법에 적응하면 여러 거리를 볼 수 있기 때문에 만족하게 된다. 이중초점렌즈를 미세하게 조정할 수 있다면 성공률은 높아진다. 첫째, 분절선의 높이가 너무 높으면 눈을 깜박일 때 원거리 시력이 일정하지 않으며 특히 거리감이 중요한 운전을 할 때 주의가 산란하다고 느낀다. 렌즈 절단은 작업실에서 fine-grain file 이나 렌즈 변형기(modulation unit)를 사용해서 조정할 수 있으며

RGP 연구실에서도 조정이 가능하다. 둘째, +2.00D의 가입도는 중간거리 작업을 하는 사람에게는 너무 높은 도수이다. 우세 안의 가입도를 낮추면 중간거리가 선명해지기 때문에 착용자가 만족하게 된다. 삼중초점(trifocal)이나 누진디자인의 렌즈를 처방했어도 이 착용자는 콘택트렌즈의 여러 다른 부위를 적절하게 사용하지 못했을 것이고 흐린 시력으로 실망했을 것이다. 렌즈의 영역을 두개로 제한하면 오히려 착용자가 콘택트렌즈에 더 빠르고 쉽게 적응할 수 있다.

이 임상사례는 시력개선의 욕구가 높은 사람에서도 이중초점렌즈를 처방하여 만족시킬 수 있다는 사실을 보여주는 경우로 많은 종류의 콘택트렌즈를 체계적으로 지속적으로 처방하는 것이 성공의 열쇠라는 것을 보여준다.

7. 요점

- 어느 정도 난시가 있으며 가입도가 높고 시력개선 욕구가 강한 노안에게는 RGP 렌즈를 처방하면 성공률이 높다.
- 다초점 비구면렌즈는 모든 거리에 적합한 시력을 제공하지만 좋은 시력을 제공하지 못하는 경우가 종종 있다.
- 교대보기 디자인의 다초점 렌즈를 처방할 때에는 우세 안에 가입도를 낮게 하거나 삼중초점 또는 누진디자인을 사용하여 중간거리시력이 선명하게 나오도록 한다.

9. 참고문헌

1. Watanabe R. Presbyopia: Contact lenses 2000. *Contact Lens Spectrum*. 2000;15(5):41–47.
2. Edwars K. Contact lens problem–solving: Bifocal contact lenses. *Optician*. 1999;218(5721):26–32.
3. Bennett ES, Schwartz CA. Troubleshooting multifocal RGPs. *Contact Lens Spectrum*. 1998;13(10)49–51.
4. Hansen DW. Rigid bifocal contact lenses. *Optom Clin*. 1994;4(1):103–119.
5. Lebow KA. Contemporary RGP bifocals: Fittting and followup. *Eyequest*. 1992;2(5):34–46.

임상 사례 4-3

RGP 콘택트렌즈 피팅이 어려운 경우

Difficult Rigid Gas-Permeable Lens Fit

Timothy B. Edrington

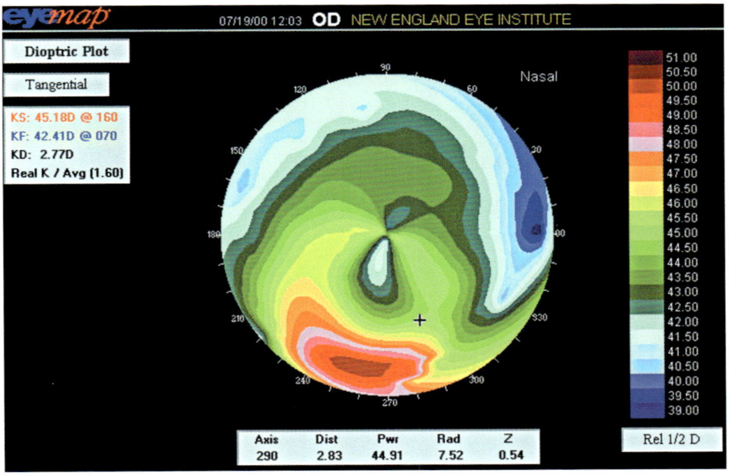

그림 4-3

1. 병력

17세부터 계속해서 안경을 착용한 32세의 남자가 방문하였는데 그는 난시가 심해 소프트렌즈나 RGP 렌즈로는 좋은 시력이 나올 수 없다는 이야기를 들었기 때문에 계속 안경을 착용했다고 하였다. 1년 전 그는 원추각막이 의심된다는 진단을 받았다. RGP 렌즈를 처방받았으나 시력이 잘 나오지 않고 렌즈가 불편하여 착용을 중지하였다. 다른 문진 소견에는 특이한 것이 없다.

2. 증상

- RGP 렌즈를 착용한 상태에서 시력이 잘 나오지 않으며 착용감이 나쁨
- 난시가 심하며 원추각막으로 의심됨

3. 검사 결과

- 착용하고 있는 안경도수와 안경을 착용한 상태에서의 시력
  - OD +1.75−5.75×082, $20/25^{+3/6}$
  - OS +2.00−6.25×097, $20/30^{+2/6}$
- 각막곡률 측정값
  - OD 41.46@072/46.23@162
  - OS 42.77@100/51.76@010
- 현성굴절검사값
  - OD +1.50−6.00×088, $20/20^{-2/6}$
  - OS +2.00−6.50×092, $20/25^{+2/6}$
- 세극등 검사소견
  - 각막은 깨끗하며 플라이셔고리(Fleischer's ring) 또는 보크트선(Vogt's striae)은 관찰되지 않았으나 양안의 각막하부 쪽 두께가 얇아짐.
  - 각막지형도검사 결과 각막이 얇아진 하부 쪽이 스티프하고 눈물방울(tear drop) 또는 갈매기 날개(gull−wing) 형태가 관찰됨(그림 4−3).

4. 감별 진단[1]

- 원추각막(keratoconus)
- 펠루시드 주변부변성(Pellucid marginal corneal degeneration)
- 변연각막변성(marginal degeneration, Terrien's marginal degeneration)
- 뮤렌각막궤양(Mooren's ulcer)
- 각막주변부 고랑변성(Marginal furrow degeneration)

5. 진단

- 펠루시드 주변부변성(Pellucid marginal degeneration)

6. 해결 방법

RGP 렌즈를 피팅했으나 중심잡기가 좋지 않았다. 진단용 콘택트렌즈는 모두 각막하부로 이탈되었고 눈을 깜박여도 렌즈가 각막 상부로 이동되지 않았다. 착용자의 상안검 위치가 윤부보다 높았기 때문에 안검부착피팅은 고려하지 않았다.

경험적으로 시판되고 있는 소프트 토릭렌즈를 처방하였다. 여러 제품 중에서 회전안정성이 가장 좋은 렌즈를 선택하였다. 소프트 토릭렌즈로 바꾸고 나니 교정시력이 좋아졌고 피팅상태도 만족스러웠으며 각막에 문제도 발생하지 않았다. 다음 방문 때 각막을 주의 깊게 관찰하였다. 세극등으로 각막염색, 스트리에(striae) 또는 토릭렌즈 두께 때문에 나타날 수 있는 신생혈관 등의 증상이 있는지 관찰하였다. 각막지형도가 변했는지 확인하고 특히 각막하부에 국소적인 부종이 있는지 관찰하기 위하여 각막지형도 검사를 하였다.

7. 해설

펠루시드 주변부변성(Pellucid marginal degeneration)을 치료하기 위해서는 정확한 진단이 매우 중요하다. 펠루시드 주변부변성이 있는 환자는 종종 원추각막으로 오진된다. 왜냐하면 펠루시드 환자가 흔하지 않으며[2] 각막난시가 심하고 각막곡률이 상당히 스티프하기 때문이다. 원추각막 환자는 일반적으로 다음과 같은 증상, 즉; 플라이셔고리(Fleischer's ring), 보크트선(Vogt's striae) 또는 각막상처와 같은 증상이 하나 또는 그 이상 관찰된다.[1] 그러나 이 사람의 세극등 검사결과는 원추각막의 증상이 없기 때문에 pellucid 주변부변성일 가능성이 높다.[3] 또한 각막의 얇아진 부위가 조금 다르다. 일반적으로 원추각막 환자는 각막중심부 또는 중심부에서 약간 아래쪽이 얇아지는데 펠루시드 환자의 각막은 하부 쪽 윤부가 얇아진다.[3] 원추각막 환자는 사난시 또는 불규칙난시가 많은 반면 펠루시드 환자는 도난시가 많다.[1,2] 또한 펠루시드 환자의 각막지형도는 각막상부에서 하부 쪽 윤부로 스티프해지고 눈물방울(tear drop) 또는 갈매기 날개(gull-wing) 형태가 각막지형도에서 관찰된다.

다른 각막질환일 가능성도 있다. 테리언 주변부변성(Terrien's marginal degeneration)은 각막이 상비(上鼻)측으로 스티프하게 변하기 때문에 제외하였고, 뮤렌각막궤양은 각막에 상처가 생기는 자가면역질환이므로 제외하였다. 각막주변부 고랑변성(Marginal furrow degenera- tion)은 각막주변부가 얇아져 아치형태로 나타나는 질환으로 노인에서 주로 발병되므로 제외하였다.

펠루시드 주변부변성의 증상이 약한 경우에는 현성굴절검사에 의한 시력이 그렇게 나쁘지 않다.[2] 도난시 양은 일반적으로 많고 각막중심부는 약간 왜곡될 수 있다. 따라서 초기에는 안경이나 소프트 토릭렌즈로 시력이 교정되기 때문에 안경 또는 소프트 토릭렌즈가 좋은 처방이다. 그러나 증상이 심해져 각막이 많이 왜곡되고 불규칙해지면 RGP 렌즈로 교정하는 것이 더 좋을 수 있다. 펠루시드 환자에게 RGP 렌즈를 피팅하면 렌즈가 각막 하부 쪽으로 치우치는 경향이 있기 때문에[2,3] 렌즈의 광학부가 동공에 위치하도록 지름이 큰 렌즈를 사용하거나 안검부착피팅을 하는 것이 좋다. 펠루시드 환자는 대부분 도난시지만 바이토릭렌즈를 사용하지 않는다. 렌즈는 대부분 하부 쪽으로 이탈되며 코 쪽이나 귀 쪽으로 이탈되지 않는다. 피기백(piggyback, 소프트렌즈 위에 RGP 렌즈를 올려놓는 방법) 디자인도 렌즈의 중심잡기를 도와주지 못한다. RGP 렌즈를 피팅했는데 중심잡기가 나쁘고 안경이나 소프트 토릭렌즈만큼 시력이 나오지 않으면 soft-rigid hybrids(Soft-Perm) 렌즈, 소프트렌즈 속에 RGP 렌즈가 들어간 FlexLens 그리고 지름이 큰 RGP 렌즈(Macrolens 또는 Epicon)를 처방할 수 있다. 환자의 증상이 심한 경우에는 전체층각막이식수술(penetrating keratoplasty) 또는 표층각막이식수술(lamellar keratoplasty)을 시행한다.

8. 요점

- 렌즈 착용자가 펠루시드 주변부각막변성(pellucid marginal corneal degeneration) 환자인지 아닌지 정확하게 진단하는 것이 중요하다.
- 펠루시드 주변부각막변성은 원추각막으로 오진되기 쉽다.
- 각막지형도검사 결과는 각막질환의 진단에 유용하며 어떤 형태의 콘택트렌즈를 피팅할 것인가에 대한 정보를 제공해 준다.

9. 참고문헌

1. Krachmer JH. Pellucid marginal corneal degeneration. *Arch Ophthalmol.*

1978;96(7):1217–1221.

2. Biswas S, Brahma A, Tromans C, Ridgway A. Management of pellucid marginal corneal degeneration. *Eye.* 2000;14(4):629–634.
3. Krachmer JH, Feder RS, Belin MW. Keratoconus and related non-inflammatory corneal thinning disorders. *Surv Ophthalmol.* 1984;28(4):293–322.

임상 사례 4-4

각막수술 후 나타난 섬광현상

Postsurgical Glare

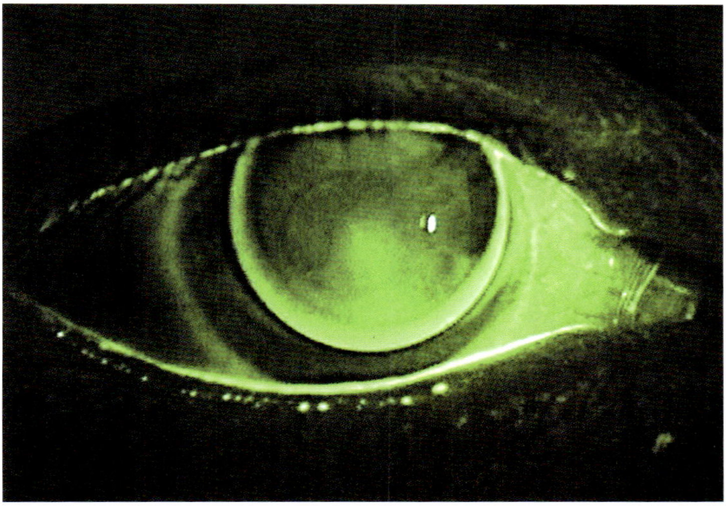

그림 4-4

1. 병력

43세 백인남자가 콘택트렌즈를 다시 처방받기 위해 방문하였다. 이 남자는 RGP 콘택트렌즈를 착용하는데 섬광(glare) 현상이 심하고 흐릿하게 보이며 특히 밤에는 증상이 더 심해지고, 왼쪽 눈보다 오른쪽 눈의 증상이 더 심하다고 하였다. 그는 17년 동안 RGP 콘택트렌즈를 착용했으며, 1983년 오른쪽 눈에 각막절삭가공성형술(keratomileusis)을 받았으나 수술결과가 좋지 못했다. 수술 후 근시가 다 교정되지 않아 일반 RGP 콘택트렌즈를 착용했으며, 왼쪽 눈의 근시도수는 높은 편이다. 그는 하루 평균 15시간 정도 콘택트렌즈를 착용하고 있으며 Boston Original 관리용액을 사용하여 관리하고 있다. 그의 안과 병력은 특이할 만한 것이 없으며 내과 병력으로는 천식이 있어 albuterol 흡입마취기를 사용하고 있고 알레르기는 없다.

2. 증상

- 각막절삭가공성형술을 받은 후 RGP 렌즈를 착용하는데 섬광 현상이 심함

3. 검사 결과

- 콘택트렌즈를 착용한 상태에서의 시력
  - OD 20/25
  - OS 20/25
- 덧댐굴절검사
  - OD Plano sphere, 20/25
  - OS −0.50 sphere, 20/20⁻
- 콘택트렌즈 변수
  - OD 8.20/−7.00/9.6/렌즈 재질과 디자인 모름
  - OS 8.10/−7.00/9.6/렌즈 재질과 디자인 모름
- 콘택트렌즈 피팅 상태 :
  - OD : 렌즈가 안검에 붙어 있으며 렌즈 위치는 상방 이탈,
    렌즈 움직임이 적음, 어피컬터치, 적절한 주변부 클리어런스
    (그림 4-4)
  - OS : 렌즈가 안검에 붙어 있으며 렌즈 위치는 상방 이탈,

렌즈 움직임 2-3 mm, 어피컬터치, 적절한 주변부 클리어런스

- 세극등 검사소견 :
  - OD : 중심주변부에 각막절삭가공성형술(keratomileusis)에 의한 상처가 보임
    각막중심부는 깨끗함
  - OS : 건강하고 깨끗함
- 각막곡률 측정값
  - OD 39.87 sphere, grade 2의 왜곡
  - OS 41.75 sphere, 각막왜곡 없음
- 자각식 굴절검사 결과
  - OD −6.25−0.75×180, $20/40^{+2}$
  - OS −9.00−0.50×010, 20/25
- 각막지형도 검사
  - OD : 중심부는 플랫하며 중간주변부는 스티프함
  - OS : 직난시 패턴을 나타냄

위와 같은 임상자료를 바탕으로 감별진단을 하시오. 여러 가능한 진단 중에서 최종 진단을 내리고 해결방법을 기술하시오.

4. 감별 진단

- 광학부 지름이 너무 작음
- 렌즈이탈(lens decentration)
- 각막절삭가공성형술(Keratomileusis)에 의한 상처

5. 진단

- 렌즈 이탈과 각막절삭가공성형술 상처로 나타난 섬광현상

6. 해결 방법

오른쪽 눈에는 렌즈의 중심잡기를 개선하기 위하여 역기하 디자인(reverse geometry design) 의 RGP 렌즈를 피팅하였다.

- OS : Boston EO 8.40/−6.00/10.4/
  2차 커브가 3.00D 스티프한 역기하 렌즈

이 렌즈를 착용한 결과 환자의 시력은 20/20⁻ 으로 좋아졌으며 섬광현상이 줄어들었다. 이 렌즈는 눈을 깜박인 후에도 중심잡기가 좋았으며 약한 어피컬 클리어런스, 중심주변부 얼라인먼트, 적절한 주변부 클리어런스를 나타내었다. 왼쪽 눈에는 사용하던 콘택트렌즈를 그대로 착용하도록 하였다. 환자에게 섬광의 원인과 각막절삭가공성형술에 의한 상처에 대하여 설명해 주었다.

7. 해설

섬광(glare)과 플레어(flare) 현상은 굴절교정술을 받은 후에 나타나는 일반적인 증상이다.[1–4] 섬광 현상은 방사상각막절개술(radial keratotomy), 굴절교정레이져각막절제술(PRK, photorefractive keratectomy) 및 LASIK 수술 후에 많은 환자에서 나타난다. 각막절삭가공성형술은 LASIK 수술 전에 사용한 수술방법으로, 각막 중심부 표층을 절삭기(keratome)로 제거하고 cryolathe로 얼려서 각막을 절단하고 각막실질의 윗부분을 덮어 봉합하는 수술이다.[1] 이 방법은 수술 후 근시가 모두 해결되지 않거나 부정난시가

남는 등 성공적이지 못했다. 또한 각막 표층과 다시 만들어진 각막의 경계가 넓어 수술 후 각막 중심주변부에 환형의 상처가 남는 부작용도 수반된다. 이 수술을 받은 환자가 느끼는 섬광의 정도는 상처 부위의 크기와 동공의 크기에 따라 다를 수 있다.

환자가 느끼는 섬광현상은 수술 후 생긴 상처에 의한 것만은 아니다. RGP 렌즈의 피팅상태를 보면 다른 이유를 알 수 있는데, 이것은 렌즈가 지나치게 이탈되었기 때문이다. 렌즈가 상측으로 이탈되면 주변부 커브가 동공을 지나게 되고 렌즈의 커브 연접부위를 통해 물체를 보게 되므로 섬광을 느끼게 된다. 따라서 중심잡기가 좋도록 렌즈를 다시 피팅하면 이러한 문제는 해결할 수 있다. 그렇지만 굴절교정술을 받은 사람에게 중심잡기가 좋게 렌즈를 피팅하는 것은 어렵기 때문에 이 문제는 완전히 해결되기 어렵다. 또한 렌즈의 중심잡기가 양호하더라도 수술부위 때문에 환자는 계속 섬광을 느낄 수 있다.

굴절교정술을 받은 사람의 각막지형도를 살펴보면 다음과 같은 전형적인 형태를 볼 수 있다: 중심부가 플랫하고 이 주위의 중간주변부는 스티프하다. 이러한 각막지형도를 갖는 사람에게 중심잡기가 좋도록 피팅을 하려면 베이스커브를 스티프하게 하거나, 렌즈 지름을 증가시키거나, 역기하 디자인의 렌즈를 사용한다. 이 환자의 경우에는 이미 지름이 큰 렌즈를 착용했고 피팅상태도 어피컬 클리어런스를 나타냈는데도 렌즈가 이탈되었기 때문에 역기하디자인의 렌즈로 바꿔서 처방하였다.

역기하렌즈의 변수는 진단용 피팅(diagnostic fitting) 결과에 따라 결정한다. 대부분의 경우 베이스커브는 수술 후 나타난 값보다 약간 스티프하게 결정한다.[1–4] 만약 수술 전의 측정값을 알 수 있으면 베이스커브는 K 값보다 약간 플랫하게 결정하는 것이 좋다. 2차 커브, 즉 역커브(reverse curve)는 스티프한 중간주변부 각막에 잘 맞도록 베이스커브 보다 3~7 디옵터 스티프하게 결정한다.[2] 스티프한 정도는 중심부와 중간주변부 사이의 커브 변화를 고려하여 결정한다. RGP 렌즈 피팅세트를 사용하면 도움이 된다. 이 환자의 경우에는 2차 커브를 3.00D 정도 스티프한 것으로 결정하였다. 이 렌즈는 중심잡기가 양호하고 약한 어피컬 클리어런스와 중간주변부 얼라인먼트를 나타내었다. 만약 중간주변부 클리어런스와 주변부 클리어런스가 지나치게 많다면 2차 커브를 더 스티프한 것으로 선택한다. 최종 렌즈는 중심잡기가 양호하고 움직임과 착용감이 좋으며 시력이 잘 나와야 한다.

마지막으로 시력에 대한 문제점에 대해서 환자에게 알려주어야 한다. 이 사람의 경우 새 렌즈를 착용한 후 섬광증이 눈에 띄게 줄어들었지만 여전히 어느 정도의 섬광증을 느낄 수 있고 특히 밤에는 증상이 심해질 수 있다. 따라서 렌즈 착용자에게 섬광이 줄어들겠지만 어느 정도의 섬광은 나타날 것이라고 인식시키는 것이 좋다.

8. 요점

- 각막절삭가공성형(keratomileusis) 수술을 하면 각막의 중간주변부에 환형의 상처가 남는다.
- 굴절교정수술 후 RGP 렌즈를 피팅할 경우에는 지름이 큰 렌즈 또는 역기하렌즈를 사용한다.
- 섬광(glare)은 굴절교정술 후에 일반적으로 나타나는 증상임을 렌즈 착용자에게 알리고 안심시켜야 한다.

9. 참고문헌

1. Chou A, Swinger CA, Cogger SK. Fitting contact lenses after myopic keratomileusis. *J Cataract Refract Surg.* 1999;25(4):508–513.
2. Szczotka LB, Aronsky M. Contact lenses after LASIK. *J Am Optom Assoc.* 1998;69(12):775–784.
3. Stein HA, Harrison K. Contact lenses after refractive surgery. *Ophthalmol Clin North Am.* 1996;9(1):77–81.
4. Lim L, Siow K, Sakamoto R, et al. Reverse geometry contact lens wear after photorefractive keratectomy, radial keratotomy, or penetrating keratoplasty. *Cornea.* 2000;19(3):320–324.

임상 사례 4-5

각막이식수술 환자에서 나타난 RGP 콘택트렌즈 불편감

Postsurgical Rigid Gas-Permeable Lens Intolerance

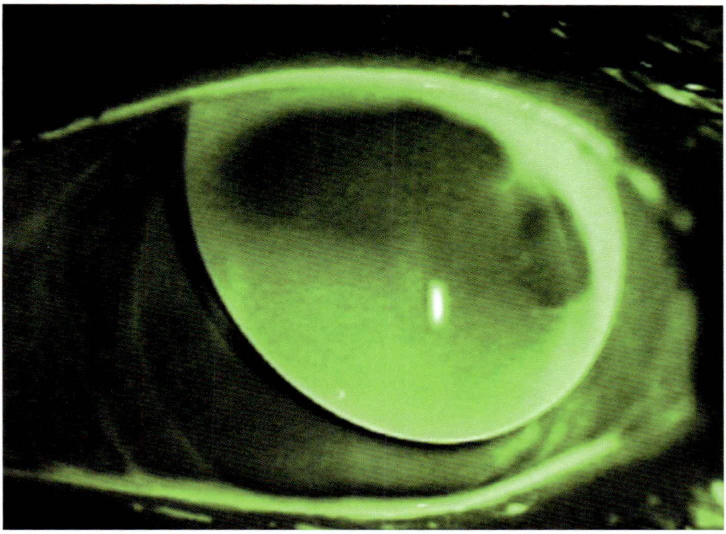

그림 4-5

1. 병력

50세 서양남자 PD가 콘택트렌즈를 착용한 왼쪽 눈이 불편하고 시력도 불안정하다고 방문하였다. 그는 1970년에 화상을 입어 왼쪽 눈에 각막 이식수술(penetrating keratoplasty)을 받았고 1988년에 다시 각막 이식수술을 다시 받았다. 1985년에는 백내장 수술을 받았고 인공수정체를 삽입

하였다. 그 후 1999년 초부터 그는 시력교정용 RGP 렌즈를 착용했는데 계속 적응하지 못했고 1999년 7월에 렌즈 착용감이 나쁘고 뿌옇게 보이며 점액도 분비된다고 방문하였다.

2. 증상

- RGP 렌즈 불편감
- RGP 렌즈를 착용하면 뿌옇게 보임
- 점액성 분비물

3. 검사 결과

- 안경을 착용한 상태에서의 시력
  - OD 20/20
  - OS 20/400
- 덧댐굴절검사 결과
  - OD −3.50 sphere, 20/20
  - OS −3.75 −2.00×120, 20/80
- 각막곡률 측정값(topography)
  - OD 44.50/44.75@090
  - OS 48.83@040/44.13@160
- 콘택트렌즈 변수 :
  - OS Boston ES 7.40/−4.50/9.5, 20/40⁻
- 콘택트렌즈 피팅상태 :
  - OS : 상이(上耳)측으로 이탈, 어피컬 클리어런스, 약한 주변부 베어링, 상측과 하측 엣지 들림이 과다함(그림 4-5)

- 세극등 검사소견
  - OD : 각막중심부는 봉합부위를 제외하고 깨끗함
    주변부 홍채절제술(iridectomy), 약한 눈꺼풀테염(blepharitis)
  - OS : 약한 눈꺼풀테염, 다른 부위는 깨끗하고 건강함

위와 같은 임상자료를 바탕으로 감별진단을 하시오. 여러 가능한 진단 중에서 최종 진단을 내리고 해결방법을 결정하시오.

4. 감별 진단

- 플랫한 베이스커브
- 각막이 매우 심한 토릭 형태이기 때문에 나타난 문제
- 각막 이식부위가 기울어짐(graft tilt)

5. 진단

- RGP 렌즈 피팅 상태가 좋지 않아 각막 이식부위가 기울어짐
- 관리용액을 잘못 사용함
- 눈꺼풀테염

6. 해결 방법

이 사람의 증상은 눈꺼풀테염과 안구건조증 때문에 나타난 것이며 콘택트렌즈와 안검의 청결상태가 나빠 증상이 심해진 것이다. 렌즈를 다시 피팅하기 전에 이러한 문제점을 렌즈 착용자에게 알려주어야 한다. 점액성 분비물을 줄이기 위해서는 온찜질, 안검 스크럽(scrub)과 세안을 잘 하고

인공눈물을 점안한다. 콘택트렌즈의 아래쪽 엣지 들림이 과다하기 때문에 렌즈를 착용하면 불편감이 나타난 것으로 판단하였다. 형광용액 염색 결과 이식받은 각막 상측 가장자리에 활모양의 베어링(arcuate bearing)이 있었고 이것 때문에 이식된 부위가 수직방향으로 기울어진 것으로 생각되었다. 따라서 새 렌즈는 렌즈 아래쪽의 엣지 들림을 줄이기 위하여 후면토릭 디자인으로 결정하였다. 새 렌즈는 여전히 각막 수술 부위를 따라 활모양의 베어링 패턴을 보였으나 착용감이 좋아서 하루에 4~6시간 정도 착용할 수 있게 되었다. 렌즈 착용자에게 Boston Advance Comfort Formula와 액체 효소세척액을 사용하여 렌즈를 잘 세척하도록 하였다.

새로 처방한 왼쪽 콘택트렌즈의 파라미터는 다음과 같다.

$$\text{Boston EO } \frac{7.40/-4.50D}{6.90/-8.00D}/10.0/8.0\ \frac{8.90@0.6/11.00@0.4}{8.40@0.6/10.50@0.4}/0.12$$

이 사람은 바이토릭렌즈를 하루에 4~6시간 동안 아무 문제없이 착용하고 있으며 시력은 $20/30^{+}$, 덧댐굴절검사 결과는 -0.50×170, $20/25^{+}$이다. 그는 렌즈 착용감이 좋고 시력이 잘 나와 매우 만족하였으며 4개월마다 정기검사를 받고 있다.

7. 해설

각막이식수술(Penetrating keratoplasty)을 받은 사람의 각막표면은 불규칙하기 때문에 이 환자에게 콘택트렌즈를 피팅하는 것은 매우 어려운 일이다. 많은 경우, 구면 RGP 렌즈로 안정적인 피팅 상태를 유지할 수 있고 시력개선 효과도 크지만 환자마다 수술 후 각막지형도가 매우 다르기 때문에 종종 변형된 디자인의 렌즈를 사용해야 한다.

수술 후 이상적인 각막형태는 정점 부위가 스티프하고 주변으로 갈수록 플랫한 형태이다. 이러한 각막 지형도를 갖는 환자에게는 구면 또는 비구면 RGP 렌즈를 모두 피팅해도 좋으며, 각막이 불규칙하지 않다면 소프트렌즈를 피팅해도 문제가 없다. 그렇지만 일반적으로 소프트렌즈는 저산소증, 렌즈침전물, 타이트 렌즈(tight lenses)와 같은 부작용의 발생 확률이 높기 때문에 처방하지 않는다.[1-3]

각막이 불규칙한 경우에 구면 RGP 렌즈를 피팅하면 시력, 착용감, 각막표면에 문제가 생기기 때문에 특수한 디자인의 콘택트렌즈를 처방한다. 콘택트렌즈 디자인을 선택할 때에는 이식받은 각막의 형태와 지형도를 고려해야 한다. 일단 구면 RGP 렌즈를 피팅하고 형광용액 패턴을 참고하여 렌즈 디자인을 결정한다. 각막이식수술을 받은 후 각막형태는 이식받은 각막에 따라 다양하게 나타난다.

- 각막중심부가 스티프한 것은 공여각막이 크기 때문이다.
- 각막중심부가 플랫한 것은 공여각막이 작거나 봉합이 타이트하기 때문이다.
- 각막지형도가 기울어진 경우는 공여각막이 한쪽으로 치우쳤기 때문이다.
- 부정난시의 정도는 공여각막의 크기 또는 봉합술에 따라 달라진다.

대부분의 경우 불규칙한 각막에도 구형[1,2,4,6-10] 또는 비구면[11] RGP 렌즈를 피팅할 수 있다. 콘택트렌즈가 이식된 각막 부위를 다 덮고 상처를 최소화하면서 중심잡기가 좋기 위해서는 지름이 큰 렌즈가 필요하다. 구면렌즈의 피팅상태가 좋지 않은 경우는 특별한 디자인의 렌즈를 처방하여 시력이 안정적으로 잘 나오며 착용감이 좋도록 해야 한다.[8,12-14] 컴퓨터화된 각막지형도검사(computerized corneal topography)는 RGP 렌즈의 디자인을 선택하는데 도움이 된다.[15–17] 특별한 디자인으로는 하이브리드 렌즈(hybrid), 후면바이토릭렌즈 및 역기하렌즈 등이 있다.

후면토릭과 바이토릭 디자인은 각막이식수술 후 정난시가 많은 경우에 사용한다. 수술 후 생기는 난시는 대부분 부정난시이기 때문에 처음부터 후면토릭렌즈를 진단용 렌즈로 사용하지 않는다. 그렇지만 형광용액패턴 결과 난시가 많고 피팅 상태가 불안정하면 후면토릭렌즈가 적합하며 이식부위가 기울어졌거나 이탈된 경우에도 후면토릭렌즈로 처방하는 것이 좋다.

이 환자의 각막은 상측 이식부위가 기울어져 각막의 상측이 스티프하고 하측이 플랫한 형상이다. 그런데 구면렌즈를 처방했기 때문에 중심잡기가 좋지 않고 각막 표면이 기울어졌기 때문에 렌즈 움직임이 많고 수직경선에서는 엣지 들림이 많아져 렌즈 착용감이 나쁘고 시력 변동이 나타났고 생각할 수 있다. 이 경우 토릭렌즈를 피팅하면 수직경선의 엣지 들림을 줄일 수 있으며 렌즈 움직임을 줄일 수 있다. 그렇지만 각막의 가장 스티프한 부분이 상측에 있기 때문에 렌즈의 중심이 각막 상부 쪽으로 이동된다. 이탈된 렌즈가 이상적인 것은 아니지만 환자가 편안하다고 느끼고 안구표면에 문제가 없다면 허용할 수 있는 피팅이라 할 수 있다. 3.50D의 후면난시도수는 각막난시도(4.70D, 불규칙난시)와 형광용액 패턴을 보고 선택한 것이다. 플랫한 베이스커브는 전에 착용한 구면렌즈의 베이스커브와 동일한 값으로 결정하였다. 각막하부의 엣지 들림을 줄이기 위하여 스티프한 베이스커브는 플랫한 베이스커브보다 3.50D 스티프하게 결정하였다. 결과 피팅상태가 안정되고 착용감이 좋으며 눈물순환도 양호하였다.

구면 RGP 디자인을 선택할 경우에는 구면 RGP 렌즈의 형광용액 패턴을 먼저 평가하고 각막지형도를 고려하여 디자인을 결정한다. 이 방법은 검사자가 렌즈디자인을 쉽게 결정하도록 도와주며 렌즈 피팅상태를 쉽게 개선시킬 수 있다.

8. 요점

- 각막이식수술 환자의 각막지형도는 다양한 불규칙한 형상으로 나타난다.
- RGP 렌즈를 성공적으로 피팅하기 위해서는 각막지형도를 주의 깊게 평가한 후 렌즈의 디자인을 결정한다.
- 각막 이식부위가 기울어져 구면 RGP 렌즈로 피팅하기 어려우면 면토릭 RGP 렌즈를 피팅한다.

9. 참고문헌

1. Zadnik K. Post-surgical contact lens alternatives. *ICLC*. 1988;15(7):211-219.
2. Moore JW. Contact lens fitting after penetrating keratoplasty. *Contact Lens Forum*. 1986;11(8):38-42.
3. Mannis MJ, Matsumoto ER. Extended-wear aphakic soft contact lenses after penetrating keratoplasty. *Arch Ophthalmol*. 1983;101(8):1225-1228.
4. Caroline PJ, Zilge LB. Post-surgical correction with contact lens fitting following penetrating keratoplasty. In: Bennett ES, Weissman BA (eds). *Clinical Contact Lens Practice*. Philadelphia: J.B. Lippincott, 1992:Chapter 47, 1-14.
5. Philips AJ. Postkeratoplasty contact lens fitting. In: Harris MG(ed). *Contact Lenses for Pre-and Post-Surgery*. St. Louis: Mosby, 1997:97-131.
6. Beekhuis WH, van Rij G, Eggink FAGJ, et al. Contact lenses following keratoplasty. *CLAO J*. 1991;17(1):27-29.
7. Constad WH. Fitting post-op keratoplasty patients with RGP CLs.

Contact Lens Forum. 1988;13(12):40–43.

8. Mannis JM, Zadnik K, Deutch D. Rigid contact lens wear in the corneal transplant patient. *CLAO J*. 1986;12(1):39–42.
9. Manabe R, Matsuda M, Suda T. Photokeratoscopy in fitting contact lenses after penetrating keratoplasty. *Brit J Ophthalmol*. 1986;70(1):55–59.
10. Genvert GI, Cohen EJ, Arentsen JJ, Laibson PR. Fittng gas–permeable contact lenses after penetrating keratoplasty. *Am J Opthalmol*. 1985; 99(5):511–514.
11. Weiner BM, Nirankari VS. A new biaspheric contact lens for severe astigmatism following penetrating keratoplasty. *CLAO J*. 1992;18(1):29–33.
12. Metwalli MM. Meet the challenge of fitting the PKP cornea. *Review of Optom*. 1998;135(9):89–95.
13. Lindsay R. Post–keratoplasty contact lens management. *Clin Exp Optom*. 1995;78(6):223–226.
14. Binder PS, Kopecky L. Fitting the SoftPerm contact lens after keratoplasty. *CLAO J*. 1992;18(3)
15. Wicker D, Bleckinger P, Kowalski L, Wisniewski K. Gaining efficiency in fitting the post–penetrating keratoplasty patient. *Contact Lens Spectrum*. 1997;12(3):45–48.
16. Szczotka LB, Reinhart W. Computerized videokeratography contact lens software for RGP fitting in a bilateral postkeratoplasty patient: A clinical case report. *CLAO J*. 1995;21(1):52–56.
17. Lopatynsky M, Cohen EJ, Leavitt KG, Laibson PR. Corneal topography for rigid gas–permeable lens fitting after peneterating keratoplasty. *CLAO J*. 1993;19(1):41–44.

임상 사례 4-6

RGP 렌즈를 착용한 원추각막환자에서 나타난 불편감

Uncomfortable Keratoconus Fit

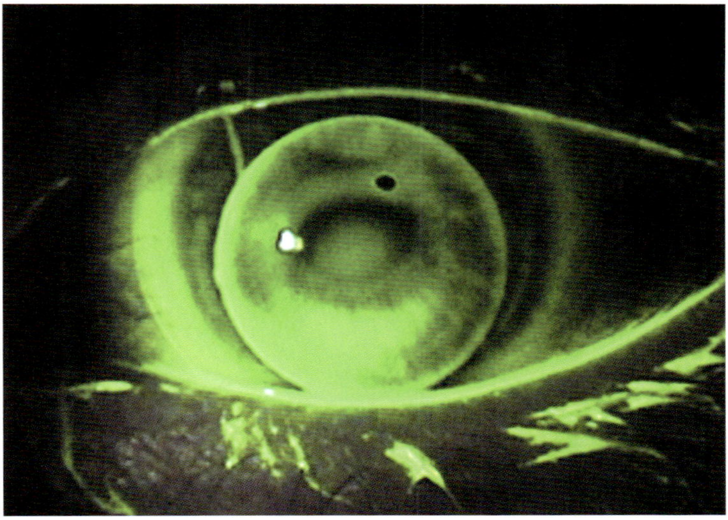

그림 4-6

1. 병력

27세 코카시안 여성 AM은 원추각막 환자로 지난 주에 작고 스티프한 원추각막용 콘택트렌즈를 착용하였다. 피팅상태를 관찰하니 어피컬 터치와 각막의 중간주변부에 기포가 생겨 베이스커브는 더 스티프하고 주변부커브는 더 플랫한 렌즈를 다시 주문하였다. 주문한 렌즈도 약한 어피컬터치가 나타났고 중간주변부에 기포가 보였다. 그녀는 이번에 콘택트렌즈를 처음 착용했고 원추각막 이외에 다른 안과적인 문제는 없으며 내과병력도 특별한 것이 없고 복용하는 약물도 없으며 알레르기도 없다.

2. 증상

- 원추각막용 RGP 콘택트렌즈의 피팅 상태와 착용감이 나쁨

3. 검사 결과

- 안경을 착용한 상태에서의 시력
  - OD 20/15
  - OS 20/800
- 안경 도수
  - OD plano −0.50×054
  - OS plano −0.50×057
- 각막곡률 측정값
  - OD 46.75/47.00@100, 마이어상이 선명함
  - OS >61.00/54.00(각막지형도 검사가 불가능함)
- 자각식 굴절검사 결과
  - OD +0.25−0.50×060, 20/15
  - OS −4.00 sphere, 20/100
- 세극등 검사소견 :
  - OD : 각막이 깨끗하며 건강함
  - OS : 각막 정점부위에 얇은 상처가 있고, 보크트선(Vogt's striae)이 보임
    각막 정점부에 grade 1 정도의 염색

- 콘택트렌즈를 착용한 상태에서의 시력
  - OS 20/60
- 덧댐굴절검사 결과
  - OS +1.00-1.00×060, 20/40
- 왼쪽 눈의 콘택트렌즈 피팅상태
  - 하방이탈
  - 렌즈 움직임 양호
  - 어피컬 터치
  - 중간주변부 기포가 관찰됨 클리어런스
  - 적절한 엣지 리프트와 주변부 베어링(그림 4-6)

위와 같은 임상자료를 바탕으로 감별진단을 하시오. 여러 가능한 진단 중에서 최종 진단을 내리고 처치방법을 기술하시오.

4. 감별 진단

- 베이스커브가 플랫함
- 주변부커브가 스티프함
- 원추각막이 많이 진행되어 RGP 렌즈가 적합하지 못함

5. 진단

- 지금 착용하고 있는 RGP 렌즈는 정점부위가 너무 플랫하고 중간주변부가 스티프함

6. 해결 방법

이 사람의 경우, 이미 매우 스티프한 렌즈를 착용했는데도 어피컬 터치

가 나타났기 때문에 다른 렌즈 선택에 한계가 있다. 따라서 피기백(piggyback) 렌즈를 시도해 보았다.

- 소프트렌즈 : Frequency 55/8.4/14.2/-0.75

이미 주문한 Rose-K 렌즈를 소프트렌즈 위에 올려놓았다. 피팅상태는 매우 스티프했으며 중심부 클리어런스와 기포가 관찰되었다. 소프트렌즈 위에 좀더 플랫한 베이스커브의 RGP 렌즈를 올려놓았다. 결과 중심부는 얼라인먼트 피팅상태가 유지되었고 환자는 착용감과 시력이 좋아졌다고 하였다. 새 RGP 렌즈의 변수는 다음과 같다.

- Rose-K/6.00/-1.75/8.7/주변부는 기본적인 형태
- 시력 : 20/30
- 피팅상태 : 소프트렌즈의 중심잡기 양호, 동적 움직임 0.5 mm
  RGP 렌즈의 중심잡기 양호, 어피컬 얼라인먼트
  중간주변부 클리어런스, 적절한 엣지 리프트

피기백(piggyback) 디자인 렌즈를 착용하고 1주일 후, 1개월 후 다시 방문하였을 때 그녀는 시력과 착용감에 만족하고 있었다. 각막정점부의 염색도 줄어들었다.

7. 해설

원추각막 환자에게 콘택트렌즈를 피팅하는 것은 매우 어렵다. 증상이 심하지 않은 경우에는 두꺼운 소프트렌즈나 기본적인 RGP 렌즈를 피팅할 수 있지만 증상이 어느 정도 진행된 경우에는 중심부가 스티프하고 주변부가 플랫하며 지름이 작은 변형된 디자인의 RGP 렌즈를 피팅해야 한다. 각막형상이 불규칙한 경우에는 렌즈를 각막형상에 잘 맞춰야 피팅이 안정

적이고 착용감이 편하며 시력이 잘 나온다. 원추각막 환자를 위한 RGP 렌즈는 Soper, McGuire, CLEK 및 Rose-K 등 상당히 많다. 대부분의 원추각막 환자에게는 이러한 디자인의 렌즈가 적합하지만 가끔 피팅상태가 만족스럽지 못한 경우도 생긴다. 이 때에는 변형된 디자인의 렌즈를 시도한다. 원추각막이 더욱 진행되면 최상의 RGP 렌즈라도 만족스러운 결과가 나오지 못할 수 있다.

증상이 심한 원추각막 환자에게 피팅할 수 있는 렌즈는 하이브리드(hybrid)렌즈, 피기백렌즈, 공막렌즈 등이다. 하이브리드렌즈(Soft-Perm)는 소프트렌즈와 RGP 렌즈의 장점을 모두 갖는 렌즈로, 렌즈의 중심부는 Dk값이 낮은 RGP 렌즈를 사용하여 선명한 시력을 제공하고 주변부는 저함수의 소프트렌즈를 사용하여 착용감을 좋게 하면서 렌즈 피팅상태를 안정적으로 유지시킨다. 이 렌즈는 RGP 렌즈를 참지 못하거나 RGP 렌즈의 피팅상태가 불안정한 사람에게 적합하다. 그러나 이 렌즈는 파라미터가 다양하지 않기 때문에 증상이 심한 경우에는 적합하지 않다. 또한 Dk 값이 낮은 재질을 사용하기 때문에 저산소증과 관련된 신생혈관이 생길 수 있다. 따라서 하이브리드렌즈는 원추각막 증상이 심한 경우에는 최선의 선택이 아니다.

공막렌즈는 지름이 큰(20-25 mm) 렌즈로 각막을 덮어주고 공막부위에 위치하도록 디자인된 렌즈이다. 이 렌즈는 불규칙한 각막에서 유발되는 문제점을 해결해 주는 장점이 있지만 착용감과 교정시력이 좋고 눈물순환이 잘 되도록 하기 위해서는 피팅기술이 숙달되어야 하기 때문에 잘 처방하지 않는다. 이 렌즈는 대부분 각막이식 수술이 필요한 정도까지 진행된 원추각막 환자에게 최종적으로 처방하는 하나의 선택사항이다.

피기백렌즈는 소프트렌즈와 RGP 렌즈를 합친 형태로 소프트렌즈는 각막 위에, RGP 렌즈는 소프트렌즈 위에 올려놓은 형태이다. 피기백렌즈를 피팅할 때 소프트렌즈는 중심잡기가 좋아야 하며 동적 움직임이 조금 있어야 하며, RGP 렌즈는 소프트렌즈와 잘 일치해야 하고 눈을 깜박일 때 움직임이 약간 있어야 한다.[1-4] RGP 렌즈의 피팅상태는 분자량이 큰 형광염료를 사용하여 평가할 수 있다. 피기백렌즈는 소프트렌즈가 안구표면에 부드럽고 편평한 면을 제공해 주기 때문에 RGP 렌즈를 쉽게 피팅할 수 있는 장점이 있다. 또한 RGP 렌즈와 각막의 상호작용이 줄어들기 때문에 렌즈 움직임이 줄어들어 RGP 렌즈만 착용했을 때보다 착용감이 좋다고 느낀다.[1-4] 이 렌즈는 2개의 다른 렌즈를 착용하고 관리하는 것이 불편하다는 것과 산소투과율이 낮다는 점이 단점이다.[1-4] 그렇지만 원추각막이 많이 진행된 경우에는 RGP 렌즈로 문제점을 해결할 수 없기 때문에 좋은 대안이 된다.

소프트렌즈는 각막을 편평하게 잘 덮을 수 있는 DK/L 값이 큰 렌즈를 선택한다.[1-3] 엣지에 작은 굴곡(rippling)도 생기지 않도록 해야 하고 렌즈는 눈을 깜박일 때 잘 움직여야 한다. 소프트렌즈는 RGP 렌즈를 피팅하기 위해 플랫한 표면을 제공하는 목적으로 사용하기 때문에 근시 도수가 낮은 렌즈를 사용하며 소프트렌즈가 RGP 렌즈와 각막 사이에 끼워지기 때문에 이 때 사용된 소프트렌즈의 도수는 거의 무시된다.

RGP 렌즈는 소프트렌즈 위에 올려놓는데 피팅방법은 RGP 렌즈만 피팅할 때와 동일하다. 중심잡기가 좋아야 하고 적절한 움직임과 어피컬 얼라인먼트 또는 약한 터치를 유지하며 중간주변부 얼라인먼트, 적절한 주변부 클리어런스를 유지하도록 한다.[1-4]

피기백렌즈는 관리에 신경을 써야 한다. 소프트렌즈와 RGP 렌즈에 모두 적당한 Solocare 같은 관리용액을 사용하는 것이 좋다. 환자에게 피기백렌즈를 착용해야 하는 이유를 설명하고 저산소증의 증상과 타이트 렌즈의 부작용, 정기적인 검사 스케줄에 대해 교육해야 한다. 다음 방문 때에는 각막부종, 신생혈관, 급성충혈(acute red eye reaction)과 같은 부작용이 생겼는지 주의 깊게 관찰하고 각막이식에 대해서도 이야기 해 주어야 한다. 증상이 심한 원추각막 환자라도 콘택트렌즈를 잘 피팅하고 렌즈 관리를 잘 할 수 있도록 하면 환자가 편안하면서 안정적인 시력을 수년 동안 유지할 수 있다.

8. 요점

- 원추각막이 많이 진행된 사람에게는 피기백 디자인과 같은 부가적인 변형된 콘택트렌즈가 필요하다.
- 피기백렌즈의 피팅은 각막을 편평하게 덮어주는 소프트 렌즈를 먼저 피팅하고 그 위에 RGP 렌즈를 피팅한다.
- 피기백렌즈를 착용한 경우에는 저산소증과 관련된 부작용이 나타날 수 있으므로 방문 시 환자의 각막상태를 주의 깊게 관찰해야 한다.

9. 참고문헌

1. Kok JHC, van Mil C. Piggyback lenses in keratoconus. *Cornea*. 1993;12(1):60-64.
2. Yeung K, Eghbali F, Weissman BA. Clinical experience with piggy-back contact lens systems on keratoconic eyes. *J Am Optom Assoc*. 1995;66(9): :539-543.
3. Tsubota K, Mashima Y, Murata H, Yamada M. A piggyback contact lens for the correction of irregular astigmatism in keratoconus. *Ophthalmol*. 1994;101(1):134-139.
4. Soper JW. Fitting keratoconus with piggyback and Saturn Ⅱ lenses. *Contact Lens Forum*. 1986;11(8):25-30.

임상 사례 4-7

각막굴절교정용 콘택트렌즈 1

Orthokeratology, Part 1

Marjorie J. Rah

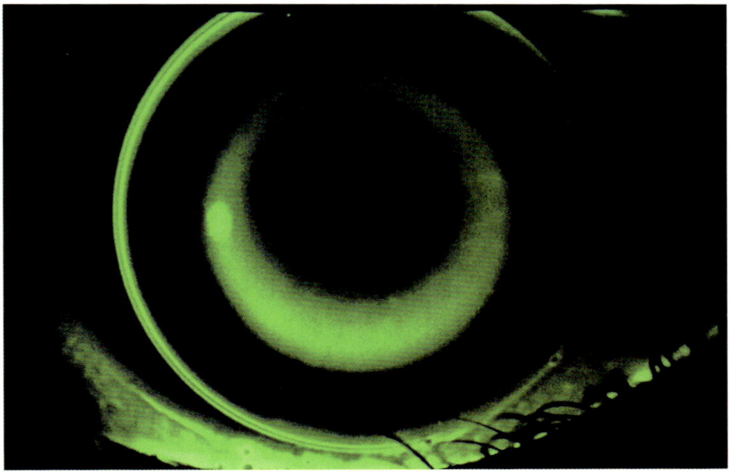

그림 4-7

1. 병력

33세 서양남자가 각막굴절교정용 콘택트렌즈(orthokeratology contact lens)를 착용한 후 다음날 방문하였는데 렌즈 착용감은 좋으나 시력이 잘 나오지 않는다고 하였다. 각막굴절교정용 콘택트렌즈를 착용하는 동안 수영, 자전거 타기와 달리기를 하는데는 문제가 없었으나 수영을 할 때에는 렌즈를 잃어버릴 위험이 있었다고 하였다. 그는 내과적인 병력이 없으며 가족력 상 외할머니가 당뇨병을 앓았고 어머니는 고혈압이라고 하였다. 약물과 환경물질에 대한 알레르기는 없고 현재 복용하고 있는 약물도 없다고 하였다.

2. 검사 결과

- 안경을 착용한 상태에서의 시력
  - OD 20/12.5
  - OS 20/16
- 나안시력
  - OD 20/12.5
  - OS 20/100
- 현성굴절검사 결과
  - OD −3.50 DS*, 20/20
  - OS −3.75 DS*, 20/20
- 각막곡률 측정값
  - OD 43.12/43.81@090, 마이어상이 부드러움
  - OS 43.50/43.94@090, 마이어상이 부드러움
- 세극등 검사소견
  - 양안의 상안검과 하안검 결막에 약한 유두가 관찰되고 다른 부위는 깨끗함

착용하고 있는 역기하 각막굴절교정용(reverse geometry orthokeratology) RGP 렌즈는 각막곡률값과 굴절검사 결과에 따라 주문하였고 그 결과는 다음과 같다.

* 약어설명 DS : dioptric sphere power

- 콘택트렌즈를 착용한 상태에서의 시력
  - OD 20/20
  - OS 20/20
- 콘택트렌즈 피팅 상태
  - 적절한 중심부 베어링(지름 3~5 mm 정도)
  - 중심잡기 양호함
  - 움직임이 적절함(렌즈부착 없음)
  - 양안 모두 엣지리프트가 적절함(그림 4-7)
- 덧댐굴절검사 결과
  - OD Plano sphere, 20/20
  - OS -0.50 sphere, 20/20

역기하 각막굴절교정용 렌즈 착용 1일 후 검사결과

- 시력(역기하 각막굴절교정용 렌즈를 착용한 상태에서)
  - OD 20/15
  - OS 20/15
- 나안시력
  - OD 20/50
  - OS 20/40
- 현성굴절검사 결과
  - OD -2.25-0.25×055, 20/20
  - OS -2.00-0.25×110, 20/20
- 각막곡률 측정값
  - OD 41.17/42.06@090, 마이어상이 부드러움
  - OS 41.75/42.37@090, 마이어상이 부드러움
- 세극등 검사소견 :

- 양안 grade 1 정도의 결막충혈
- 양안 모두 각막중심부, 코 쪽 및 귀 쪽에 grade 1 정도의 점모양 염색

위와 같은 임상자료를 바탕으로 렌즈 처방을 결정하시오.

3. 감별 진단

- 각막굴절교정용 콘택트렌즈 처방 시 나타나는 적절한 초기반응
- 각막굴절교정용 콘택트렌즈 처방 시 나타나는 부적절한 초기반응

4. 진단

- 각막굴절교정용 콘택트렌즈 처방 시 나타나는 적절한 초기반응

5. 해결 방법

콘택트렌즈를 착용하고 다음날 나안시력이 20/20이 되기 어렵다고 이야기를 하고 8시간 후에 다시 방문할 것을 요청하였다. 8시간 후 나안시력은 우안 20/80, 좌안 20/60으로 나타났고 우안은 −0.50D, 좌안은 −0.75D 근시가 퇴행하였다. 매일 밤마다 각막굴절교정용 콘택트렌즈를 8~10시간 정도 착용하고 1주일 후에 다시 방문할 것을 요청하였다.

1주일 후 그는 렌즈가 매우 편안하며 나안시력도 매우 좋아졌다고 하였다. 그의 나안시력은 우안 20/15, 좌안 20/15로 나타났다. 현성굴절검사 결과는 우안 +0.25 −0.25×0.85, 20/20, 좌안 +0.25 −0.50×090, 20/20으로 나타났다. 각막곡률 측정값은 우안 40.00/40.62@092, 좌안

40.81/41.06@092로 각막이 플랫하게 변형되었다. 세극등 검사결과 우안은 코 쪽과 귀 쪽 각막에 grade 1 정도의 점모양염색이 관찰되었으며 좌안은 각막중심부에 grade 1 정도의 점모양염색과 귀 쪽 각막에 grade 1.5 정도의 점모양염색이 관찰되었다. 그날 저녁 근시퇴행이 약간 있었지만 시력은 여전히 선명하였다.

3개월, 1년 후의 정기검사에서도 시력이 잘 나왔고 착용감도 편하다고 하였다. 1년 후 정기검사에서 나안시력은 우안 20/15, 좌안 20/15로 나타났고, 현성굴절검사 결과는 우안 +0.25 −0.25×090, 20/15, 좌안 plano, 20/15로 나타났다. 세극등 검사결과 양안에 grade 1 정도의 각막 미세낭포(microcyst)와, 우안의 각막하부에 grade 1 정도의 점모양염색, 좌안의 각막중심부에 grade 1 정도의 점모양염색이 관찰되었다. 또한 양안의 하안검 결막에 grade 1 정도의 유두와 상안검 결막에 grade 1 정도의 충혈이 관찰되었다.

6. 해설

각막굴절교정용 콘택트렌즈는 각막 중심부보다 베이스커브를 더 플랫하게 처방하여 일시적으로 근시 양을 감소시켜 시력이 개선되도록 하는 렌즈이다. 전통적인 각막굴절교정용 콘택트렌즈는 1970년과 1980년대 초에 많이 사용되었는데 렌즈는 기본적인 3개의 커브로 구성되고 깨어 있는 동안 렌즈를 착용하도록 하였다. 렌즈의 베이스커브는 플랫한 각막곡률값보다 약 0.25~0.75D 더 플랫하게 처방한다.[1-3] 원하는 시력이 나올 때까지 베이스커브를 점점 플랫하게 바꾸는 방법으로 안전하지만 여러 개의 렌즈가 필요하며 경우에 따라서는 원하는 시력이 나오기까지 많은 시간이 걸리고[1,4,5] 예측할 수 없는 결과가 나올 수 있다. 또한 근시 양이 1~2D 정도만 교정되는 것이 단점이다.[6,7]

각막굴절교정용 콘택트렌즈는 역기하렌즈가 개발되면서 다시 관심을 받게 되었다. 역기하렌즈는 강력한 각막굴절교정용 렌즈로 근시를 -6.00D까지 교정시킬 수 있다. 역기하렌즈는 3개 또는 4개의 커브를 가지며 2차 커브의 곡률반경은 광학부 곡률반경보다 더 스티프하게 만들어진다. 현재는 4개의 커브를 갖는 렌즈가 가장 많이 사용되고 있다. 이 렌즈는 후면 광학부곡률(back optic zone radius) 보다 더 스티프한 2차커브와 얼라인먼트 영역(alignment zone radius) 및 주변부커브로 구성된다. 렌즈의 전체 지름은 10.0~11.2 mm인데 지름이 크기 때문에 렌즈의 중심잡기가 일반 RGP 렌즈보다 좋다. 광학부 지름은 보통 6.00 mm이다.

여러 종류의 역기하렌즈가 개발되어 있으며 모두 사용이 가능하다. 각 디자인마다 독특한 특성이 있지만 피팅방법은 유사하다. 렌즈를 낮에 착용할 수도 있고 밤에 착용할 수도 있지만 아직까지 역기하렌즈를 밤에 착용하는 것은 FDA의 허가를 받지 못했다는 점을 염두에 두어야 한다.*

각막굴절교정용 콘택트렌즈 착용자를 선택할 때에는 다음 사항을 고려해야 한다. 콘택트렌즈를 착용하고자 하는 의지가 있어야 하며 정기검사 일정을 잘 지킬 수 있어야 한다. 근시도가 낮거나 중간정도이며 직난시가 있는 사람은 각막굴절교정용 콘택트렌즈의 성공률이 높고 고도근시, 고도난시, 중등도 이상의 도난시가 있는 사람의 경우에는 성공률이 낮다. 렌즈를 착용하겠다는 의지가 있고 검사 일정을 지킬 수 있는 사람이라면 검사결과에 따라 렌즈를 처방한다.

각막굴절교정용렌즈를 착용한 후 첫 1-3주 동안 착용자의 시력은 변한다. 이 기간 중 각막곡률반경이 대부분 변하기 때문에 시력변동과 더불어 섬광(glare)과 할로(halo) 현상을 느끼게 된다. 이와 같은 증상은 시간이 지나면 사라진다. 각막곡률이 변하는 것은 일시적인 단기 효과이기 때문

* 참조 현재는 FDA허가를 받은 렌즈가 있음

에 적절한 교육이 무엇보다 중요하다. 각막곡률이 바뀌는 과도기에는 안경이나 디스포저블 소프트렌즈를 착용하도록 하며 시력이 어느 정도 나온 후에는 교정하지 않은 상태로 지낼 수 있다.

RGP 렌즈를 착용해 보지 않은 사람은 각막굴절교정용렌즈에 적응하기 힘들 수 있다. 일반 RGP 렌즈를 매일 착용하도록 하다가 각막굴절교정렌즈를 착용하도록 하면 적응이 쉬워진다.

또한 첫 1~3주 동안에는 정기검사가 반드시 필요하다. 각막굴절교정용렌즈를 피팅하고 반드시 다음날 콘택트렌즈의 피팅상태와 눈의 건강상태를 평가해야 한다. 이 기간에는 시력이 별로 좋아지지 않고 렌즈부착이 생길 수 있다. 렌즈가 부착되었을 때 렌즈를 제거하는 방법을 착용자에게 지도하는 것이 중요하며 렌즈부착 현상이 계속 나타나면 렌즈를 다시 피팅해야 한다. Dk 값이 큰 렌즈를 사용하거나, 렌즈 지름을 줄이거나, 주변부곡률을 플랫하게 하거나, 인공눈물을 사용하면 도움이 된다.[8]

콘택트렌즈의 중심잡기는 매우 중요하다. 렌즈의 중심잡기가 좋지 않으면 교정되어야 하는 각막부위가 스티프하게 되어 시력이 잘 나오지 않고 난시가 나타날 수 있다. 이 때 베이스커브를 바꾸고 싶은 마음이 들더라도 베이스커브는 일단 그대로 두는 것이 좋다. 중심잡기를 좋게 하려면 얼라인먼트 부위의 곡률반경과 전체지름을 바꾸는 것이 좋다. 예를 들어, 렌즈가 상방이나 귀 쪽으로 이탈된 경우에는 얼라인먼트 영역을 스티프하게 하거나 렌즈 지름을 크게 하면 렌즈의 중심잡기가 좋아진다.[9]

형광용액 검사 상 나타나는 상피손상은 각막굴절교정용 콘택트렌즈 착용자에서 일반적으로 나타나는 현상이다. 각막염색이 생겼다면 물리적인 찰과상이나 눈물교환이 부족해서 나타난 것이 아닌지 살펴보아야 한다. 렌즈 관리방법도 매우 중요하므로 렌즈를 잘 세척하고 소독하도록 지도해야 한다. 단백질 침전물을 제거하기 위하여 효소세척액을 사용하는 것이 좋다. Dk 값이 큰 렌즈를 사용하는 것이 좋으며 주변부커브를 변형시켜 눈물순환이 잘 되도록 하는 것도 도움이 된다.

7. 요점

- 각막굴절교정술은 역기하 RGP 렌즈를 사용함으로써 각막을 빠르게 교정할 수 있게 되었으며 −6.00D 까지 근시를 교정할 수 있다.
- 각막굴절교정술을 시작한 후 첫 1~3주 동안에는 나안시력이 변동적이다.
- 좋은 시력이 나오기 위해서는 렌즈의 중심잡기가 가장 중요하다.
- 각막굴절교정용 렌즈를 착용한 경우 렌즈부착이나 상피염색이 나타날 수 있으며 이러한 증상은 반드시 해결해야 한다.
- 각막굴절교정용 렌즈 착용자가 정기검사 일정을 반드시 지킬 수 있도록 지도해야 한다.

8. 참고문헌

1. Mountford J. Orthokeratology. In: Philips AJ, Speedwell L (eds). *Contact Lenses*, 4th ed. Oxford: Butterworth-Heinemann, 1997:653-692.
2. Brand RJ, Polse KA, Schwalbe JS. The Berkeley Orthokeratology Study. Part Ⅰ: General conduct of the study. *Am J Optom Physiol Opt*. 1983;60(3):175-18.
3. Kerns RL. Research in orthokeratology. Part Ⅱ: Experimental design, protocol and method. *J Am Optom Assoc*. 1976;47(10):1275-1285.
4. Hom MM. Orthokeratology Concepts. In: Hom MM (ed). *Manual of Contact Lens Prescribing and Fitting with CD-ROM*, 2nd ed. Boston: Butterworth-Heinemann, 2000:381-388.
5. Polse KA, Brand RJ, Keener RJ, et al. The Berkeley Orthokeratology Study. Part Ⅲ: Safety. *Am J Optom Physiol Opt*. 1983;60(4):321-328.

6. Polse KA, Brand RJ, Schwalbe JS, et al. The Berkeley Orthokeratology Study. Part Ⅱ: Efficacy and duration. *Am J Optom Physiol Opt.* 1983;60(3):187–198.
7. Kerns RL. Research in orthokeratology. Part Ⅲ: Results and observations. *J Am Optom Assoc.* 1976;47(12):1505–1515.
8. Hom MM, Watanabe R. Rigid gas-permeable cases. In: Hom MM (ed). *Manual of Contact Lens Prescribing and Fitting with CD-ROM*, 2nd ed. Boston: Butterworth-Heinemann, 2000:419–422.
9. Mountford J, Marsden HJ. Orthokeratology topography gallery. In: Hom MM(ed). *Manual of Contact Lens Prescribing and Fitting with CD-ROM*, 2nd ed. Boston: Butterworth-Heinemann, 2000:413–417.

임상 사례 4-8

각막굴절교정용 콘택트렌즈 2

Orthokeratology, Part 2

Harue J. Marsden

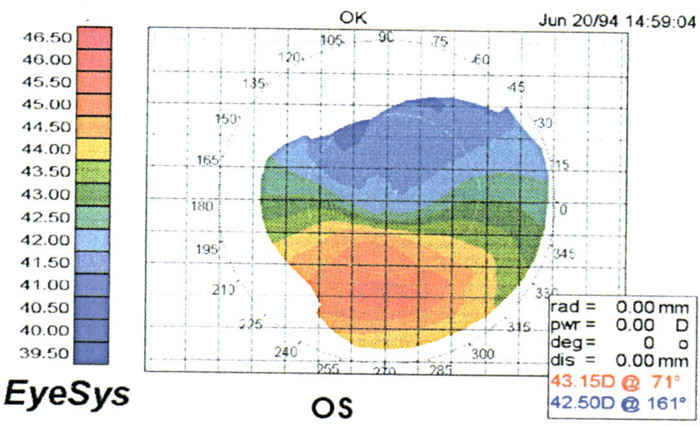

그림 4-8

1. 병력

25세 서양남자 BH씨는 지난 8개월 동안 각막굴절교정용 콘택트렌즈를 착용하였다. 최근에 안경을 썼는데도 원거리가 흐리고 왼쪽 눈에는 단안성 복시가 나타났다고 하였다. 그는 10년 전부터 시력교정 콘택트렌즈를 착용했으며 8개월 전에 왼쪽 눈 검사를 받았는데 안과적인 문제는 없었다. 신체검사는 2년 전에 받았으며 당뇨병이나 암과 같은 질병은 없고, 복용하는 약물도 없으며 먼지와 꽃가루에 알레르기가 있으나 알레르기 약을 복용하지 않는다고 하였다. 그의 외할머니는 당뇨병이 있다고 하였다.

2. 증상

- 안경을 착용한 상태에서 나타나는 단안성 복시 : 콘택트렌즈를 착용한 상태에서는 복시가 나타나지 않음

3. 검사 결과

- 각막굴절교정용 콘택트렌즈를 착용하기 전의 굴절이상도
  - OD −4.50 DS*, 20/20
  - OS −4.50 −0.25×90, 20/20
- 안경을 착용한 상태에서의 시력
  - OD 20/20
  - OS $20/20^{-3/6}$
- 각막곡률 측정값
  - OD 43.00@90/42.50@180, 각막왜곡 없음
  - OS 44.00@60/43.00@150, 1+ 정도의 각막왜곡
- 각막지형도 검사
  - 각막 하부에 스티프한 영역이 있으며 각막 하부와 상부의 차이(I−S)가 3.50D(그림 4−8)
- 굴절검사 결과
  - OD −3.00 DS*, 20/20
  - OS −2.75 DS*, $20/20^{-2/6}$
- 세극등 검사소견

* 약어설명 DS : dioptric sphere power

- 양안 1+ 정도의 눈꺼풀테염(blepharitis)
- 양안 1+ 정도의 결막충혈
- 양안의 각막은 선명하고 전방, 홍채, 수정체 모두 깨끗함

- 착용하고 있는 콘택트렌즈 : Contex OK-3
  - OD 8.70 mm/−1.00D/10.0 mm/6.0 mm/SC 8.08 mm, VA 20/20
  - OS 8.60 mm/−0.50D/10.0 mm/6.0 mm/SC 7.99 mm, VA 20/20
- 덧댐굴절검사 결과
  - OD +0.25 DS, 20/20
  - OS +0.25 −0.50×080, 20/20
- 형광용액 패턴
  - OD : 어피컬터치/토릭형 패턴 없음/중간주변부 풀링 양호/중심잡기 양호
  - OS : 어피컬터치/토릭형 패턴 없음/중간주변부 풀링 양호/상방편심

위와 같은 임상자료를 바탕으로 감별진단을 하시오. 검사결과를 기초로 최종 진단을 내리고 적당한 해결방법을 결정하시오.

4. 감별 진단

- 원추각막(keratoconus)
- 렌즈가 상방으로 이탈되고 플랫한 피팅상태였기 때문에 각막정점이 하방으로 이탈되어 각막뒤틀림(corneal warpage)이 생긴 경우

5. 진단

- 렌즈가 상방으로 이탈되고 플랫한 피팅상태였기 때문에 각막정점이 하방으로 이탈되어 각막뒤틀림(corneal warpage)이 생긴 경우

6. 해결 방법

다음과 같이 방법 중에 적합한 것을 선택한다.

1. 검열내피팅(interpalpebral fitting)을 유지하기 위해서 렌즈 디자인을 변경하여 중심잡기를 개선한다.
2. 안검부착피팅(lid-attachment fitting)을 유지하면서 플랫한 피팅상태를 그대로 유지한다.
3. 소프트렌즈로 다시 피팅한다.
4. 콘택트렌즈 착용을 중지시킨다.

BH에게 렌즈를 다시 피팅하였다. 중심잡기를 개선하기 위하여 삼중커브의 렌즈를 스티프하게 피팅하였다. 처음에 사용한 진단용 렌즈의 베이스커브는 착용자의 평균 각막곡률반경보다 1.25D 플랫하게 처방하여 눈물렌즈가 −1.25D 형성되도록 하였다. 이 베이스커브는 얼라인먼트 피팅값보다 약 0.50D 플랫한 것이다. 처방한 콘택트렌즈는 FluoroPerm 30으로 렌즈의 변수는 다음과 같다.

- OD 8.00 mm/−2.00D/10.5 mm/9.0 mm/8.70mm/1.5 pd, VA 20/20
- OS 7.99 mm/−2.25D/10.5 mm/9.0 mm/8.69 mm/1.5 pd, VA 20/20

렌즈의 중심잡기를 좋게 하기 위하여 프리즘을 처방하였다. BH는 1주일 후에 다시 방문하여 이 렌즈를 착용하였다.

- 시력
  - OD 20/20
  - OS 20/20
- 덧댐굴절검사 결과
  - OD +0.25 DS, $20/20^{+2/6}$

- OS +0.25 −0.25 ×090, 20/20$^{+3/6}$
- 형광용액 패턴
  - OD : 약한 어피컬터치/토릭형 패턴 없음/적당한 엣지클리어런스/중심잡기 좋음
  - OS : 약한 어피컬터치/토릭형 패턴 없음/적당한 엣지클리어런스/중심잡기 좋음

그는 1주일 후에 다시 방문하였고, 4개월 후에는 RGP 렌즈를 하루 종일 착용할 수 있었고 단안성 복시현상도 사라졌다.

- 원거리 시력
  - OD 20/20
  - OS 20/20
  - OU 20/20
- 각막지형도
  - 대칭적이며 하측과 상측 각막 굴절력의 차이가(I−S) 1.00D인 구형의 형상
- 굴절검사 결과
  - OD −4.00 DS, 20/20
  - OS −3.75 DS, 20/20

7. 해설

BH의 각막지형도는 안검부착피팅을 한 경우 또는 렌즈가 상측으로 이탈했거나 플랫한 RGP 렌즈를 착용한 것처럼 나타났다. 이러한 현상은 '거짓원추각막증' (pseudokeratoconus)으로 어떤 학자들은 이러한 상태가 원추각막을 유발한다고 생각한다. BH는 세극등 검사 상 보크트선

(Vogt's striae), 플라이셔고리(Fleischer ring)와 같은 증상이 나타나지 않았고 각막도 얇아지지 않았다. 각막하부와 상부의 굴절력 차이가 3.50D나 되는 각막지형도로 볼 때 원추각막으로 의심될 수 있으나,[1] 세극등 검사결과 원추각막의 증상이 관찰되지 않았으므로 원추각막이라 진단하지 않았다.

BH가 처음 착용한 각막굴절교정용 콘택트렌즈는 베이스커브가 각막의 플랫한 곡률값보다 2.00D 더 플랫한 역기하렌즈였고 그 다음 착용한 렌즈는 교정효과를 높이기 위하여 더 플랫한 베이스커브를 선택하였다. 8개월 동안 왼쪽 눈에 착용한 각막굴절교정용 렌즈의 베이스커브는 처음 착용한 렌즈보다 약 4.00D 정도 더 플랫한 렌즈이다. 따라서 콘택트렌즈가 상방으로 이탈되고 그 결과 각막정점이 아래쪽으로 이동된 것으로 생각된다. 각막굴절교정용 콘택트렌즈가 상방으로 이탈되면 원하지 않는 난시가 유발된다.[2,3] 단안성 복시는 각막굴절력이 시축에서 3.00D 정도 차이가 나기 때문에 나타난 현상이다.

스티프한 역기하렌즈를 사용하면 렌즈의 중심잡기를 좋게 할 수 없어 일반 RGP 콘택트렌즈 중에서 스티프한 렌즈를 진단용으로 사용하였다. 렌즈의 지름이 크고 프리즘이 1.5D 정도이면 렌즈의 중심잡기가 좋아지기 때문에 이 렌즈를 선택하였다. 중심잡기가 좋아졌고 각막왜곡은 사라졌으며 각막의 형상은 대칭구조를 갖게 되었지만 각막굴절교정효과는 사라졌다. 다시 각막굴절교정술을 시행하였는데 처음에는 근시도가 약 2.00D 감소하도록 하고 그 다음 피팅하는 렌즈는 약 1.00D 정도 더 감소하도록 하였다. 렌즈 착용자는 결과에 만족했고 일반 삼중커브의 RGP 렌즈에 만족했다. 각막 지형도가 구형이며 균일하게 나타났기 때문에 렌즈 지름을 10.5 mm에서 10.0 mm로 감소시키고 프리즘도 제거하였다.

각막굴절교정용 콘택트렌즈를 착용한 후에 각막은 구형으로 변할 수 있다.[4] 각막지형은 각막전체에 균일하게 왜곡현상이 없게 변해야 한다. 역기하렌즈는 착용자의 근시도를 줄여주면서 각막 형태를 빠르게 변화시키는 렌즈이다. 역기하렌즈를 착용하면 각막지형도는 굴절교정술을 받은 경우처럼 편평한 구(oblate)의 형태로 나타난다. 할로(halo), 고스트 이미지(ghost image), 섬광(glare) 등은 각막지형이 변해서 나타나는 증상이므로 렌즈 착용자에게 이러한 시각적 불편감을 알리는 것이 좋다. 각막교정효과를 최대로 얻기 위해서는 렌즈의 중심잡기가 가장 중요한 요소이다.

8. 요점

- 각막굴절교정용 콘택트렌즈를 피팅할 때 가장 중요한 것은 중심잡기이다.
- 렌즈가 상방으로 이탈되면 스티프한 베이스커브나 지름이 큰 렌즈 또는 프리즘 발라스트 디자인의 렌즈를 피팅하여 중심잡기를 개선시킨다.
- 각막굴절교정용 역기하렌즈가 상방으로 이탈되면 일반 RGP 렌즈로 피팅해야 하는 경우도 생긴다.
- 각막굴절교정용 콘택트렌즈를 착용하면 각막지형도는 각막굴절교정술을 받은 경우처럼 편평한 구의 형태로 나타나며 할로, 고스트 이미지, 섬광 등의 증상이 나타날 수 있기 때문에 이러한 시각적 불편감에 대하여 착용자에게 미리 알리는 것이 좋다.

9. 참고문헌

1. Rabinowitz YS, McDonnell PJ. Computer assisted corneal topography in keratoconus. *Refract Corneal Surg*. 1989;5(6):400-408.
2. Kerns RL. Research in orthokeratology Prat Ⅲ: Results and

observations. *J Am Optom Assoc.* 1976;47(12):1505–1515.

3. Kerns RL. Research in orthokeratology Part IV: Results and observations. *J Am Optom Assoc.* 1977;48(2):227–238.
4. Woo GC, Chow E, Cheng D, Woo S. A study of the central and peripheral refractive power of the cornea with orthokeratology treatment. *Int Contact Lens Clin.* 1994;21(7):132–135.

임상 사례 4-9

동공렌즈 착용자에서 나타난 충혈

Ocular Pupil Lens and a Red Eye

Nadia S. Zalatimo

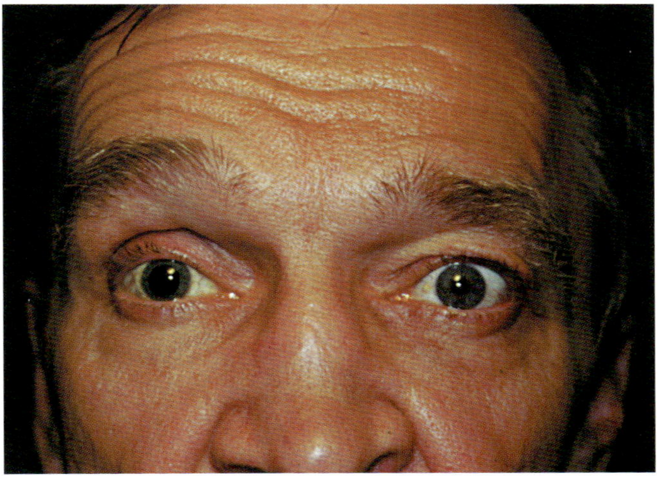

그림 4-9

1. 병력

49세의 서양남자가 오른쪽 눈의 시력이 떨어지고 섬광증이 있어 불편하다고 하였다. 섬광현상은 밝은 빛에서 더 심해져 밤에 운전하는 것이 어렵다고 하였다. 왼쪽 눈은 문제가 없다고 하였다. 3년 전에 그는 오른쪽 눈에 외상성 망막박리(traumatic retinal detachment)가 생겨 수정체 제거술(lensectomy)와 공막버클(scleral buckle) 치료를 받았다고 하였다.

그 후 망막박리는 증식성 유리체망막증(proleferative vitreoretinopathy)으로 진행되어 실리콘 오일(silicon oil)을 이식했고 그 후 제거했다고 하였다. 왼쪽 눈은 2년 전에 위축성 망막열공(atrophic retina hole)으로 레이저광응고술(laser photocoagulation)을 받았으며 수술 후 콘택트렌즈를 아무 불편 없이 착용하고 있다고 하였다. 환자의 내과병력은 만성헤르페스(chronic hepatis C)와 외상 후 나타나는 스트레스성 질환이 있다. 복용하는 약물은 없으며 알레르기도 없다.

2. 증상

- 오른쪽 눈에 섬광증이 나타나며 특히 밝은 불빛에서 심함

3. 검사 결과

- 원거리 시력
  - OD 4/700
  - OS 20/20
- 근거리 시력
  - OS 20/25
- 안구운동 : 유연하고 정확하며 모든 시야를 응시할 수 있음
- 대면시야검사(confrontation fields)
  - OD : 제한된 360° 시야 ~ 얼굴영역시야(facial field)
  - OS : 정상시야(full) ~ 손가락세기 검사법(finger counting)
- 동공
  - OD : 밝은 곳에서 4 mm, 어두운 곳에서 5 mm
    약한 반응성, +APD*(구심성 동공장애)

* 약어설명 APD : afferent pupil defect

- OS : 밝은 곳에서 3 mm, 어두운 곳에서 4 mm
  3+ 정도의 반응성

- 안경처방도수
  - OD −1.75−0.25×156
  - OS −1.75−0.25×144
  - 가입도 +1.50
- 현성굴절검사 결과
  - OD +12.50, 20/300
  - OS −1.75−0.25×144, 20/20
    가입도 +1.75, 20/20
- 각막곡률 측정값
  - OD 39.75/41.00@091
  - OS 40.50/40.75@046, 마이어상이 선명하고 규칙적임
- 세극등 검사소견 :
  - OD 유리체 이탈(prolapse), 홍채떨림(iridodonesis)
  - 다른 부위는 깨끗하며 별다른 소견 없음
- 골드만안압계 검사결과(오후 2시 검사 값)
  - OD 17 mmHg
  - OS 18 mmHg
- 안저검사
  - 수정체 : OD; 무수정체, OS; 깨끗함
  - 시신경 : OD; 0.7 위축된 부위가 확산됨(diffuse atrophy)
    OS; 0.8 시신경연은 정상
  - 황 반 : 양안 모두 납작한 형태로 망막색소상피세포가 관찰됨
    OD migration
  - 망막주변부 : OD; 망막이 공막버클에 붙어 있음

OS; 8시 방향의 위축성열공 주위에 레이저 상처가 관찰되며 다른 부위는 깨끗함

3. 감별 진단

- 교정되지 않은 무수정체증
- 오른쪽 눈에 영구적인 시력저하를 수반하는 동공부동(anisocoria)
- 각막 부종

5. 진단

- 오른쪽 눈에 영구적인 시력저하를 수반하는 동공부동(anisocoria)

6. 해결 방법

환자의 오른쪽 동공을 통해 들어오는 빛을 차단하기 위하여 불투명한 동공렌즈(WJ Durasoft 3/8.6/14.5/4 mm)*를 피팅한 결과 섬광이 줄어들었다. 이 렌즈는 각막을 완전히 덮었으며 움직임(0.5 mm)이 좋았다. 그러나 환자는 동공가장자리에서 여전히 섬광을 느낀다고 하였다. 두 번째 동공렌즈(WJ Durasoft 3/8.6/14.5/6 mm)를 시도하였다. 이 렌즈는 각막을 완전히 덮어주었으며 움직임이 좋았고(0.5 mm) 동공도 완전히 덮어주었다. 환자는 섬광현상이 상당히 줄어들었다고 하였다. 환자에게 이 렌즈를 처방하고 관리방법을 알려준 뒤 2주일 이내에 다시 방문할 것을 요청하였다.

* 콘택트렌즈 변수 : 제품명 / 베이스커브 / 전체지름 / 동공크기

2주 후 방문하였을 때 그는 밝은 빛에서도 편안하다고 하였으나 아직도 여전히 코 쪽 부위에 섬광이 느껴진다고 하였다. 이 섬광 증상 때문에 밤에 운전하는 것이 여전히 불편하며 동공 색이 더 진했으면 좋겠다고 하였다. 또한 건조감이 심하고 저녁에는 착용하기 불편하다고 하였다. 평균 착용시간은 13시간 정도였으며 세극등 검사결과는 다음과 같았다.

- 콘택트렌즈 피팅상태 : 움직임 최소, 눈물이 렌즈 아래에 고여 있음, 렌즈 중심잡기 양호, 렌즈부착 없음
- 결막 : OD ; 윤부 근처에 1+ 정도의 확산된 충혈현상
  OS ; 깨끗함
- 각막 : OD ; 중심부에 표층점상각막염(SPK)
  OS ; 깨끗함

피팅상태가 타이트하여 눈물교환이 제대로 이루어지지 못했기 때문에 표층점상각막염(SPK)이 유발되었고 장시간 착용하면 불편을 느꼈다. 또한 불투명한 동공부위가 충분히 크지 않아 지속적으로 섬광이 나타났다.

렌즈 움직임이 더 많아지도록 베이스커브를 플랫하게 하고 불투명한 동공의 크기도 6.5 mm로 증가시킨 세 번째 렌즈(Coopervision Hydrasoft/9.2/plano/ 15.0)를 시도하였다. 렌즈의 중심잡기가 좋아졌고 각막 덮임과 움직임도 만족스러웠다. 환자는 착용감이 좋다고 하였다. 환자에게 렌즈관리는 과산화수소 소독을 권하고 2주일 마다 검사를 받을 것을 당부하였다.

2 주일 후 방문했을 때 환자는 콘택트렌즈에 대해 상당히 만족하고 있었다. 밝은 빛에서도 편안하며 섬광을 느끼지 않아 밤에 운전할 때도 문제가 없다고 하였다. 렌즈가 매우 편안하며 어떤 자극감도 없다고 하였다. 건조감 때문에 방부제가 없는 인공눈물을 하루에 2~4회 사용하나 다

른 불편한 점은 없다고 하였다. 세극등 검사결과는 다음과 같았다.

- 콘택트렌즈 피팅상태 : 중심잡기, 렌즈움직임 및 각막덮임 모두 좋음(그림 4-9)
- 결막 : OD ; 약간의 충혈, OS ; 깨끗함
- 각막 : 양안 모두 깨끗하며 SPK의 증상이 나타나지 않았음

새 렌즈의 피팅상태가 만족스러워 안구건조증은 무방부제 인공눈물로 해결하도록 하고 1개월 후 다시 방문할 것을 요청하였다.

그는 4개월이 지나 방문하였는데 최근 2일 동안 오른쪽 눈에 충혈과 자극감이 있었고 유루, 가려움과 안검부종이 점점 심해졌다고 하였다. 지난 1개월 동안에는 간헐적으로 자극감과 가려움을 느꼈으며 렌즈를 1~2일 정도 빼고 있으면 증상이 사라졌다고 하였다. 그는 렌즈를 하루에 평균 14시간 정도 착용하였으며 ReNu 다목적용액에 렌즈를 보존하고 일주일에 2번 Supraclens를 사용하여 렌즈 세척을 하였다고 하였는데 렌즈를 세척할 때 손가락을 사용하지 않는다고 하였다. 그는 자극을 느낄 때만 무방부제 인공눈물을 사용하였고 전날 밤부터 착용하지 않은 콘택트렌즈를 가지고 왔다. 세극등으로 관찰한 결과는 다음과 같다.

- 안검 : 안검피부의 발적(erythematous),
  OD ; 상안검에 약간의 부종
  OS ; 깨끗함
- 결막 : OD; 상안검 결막에 2+ 정도의 여포(follicle),
  하안검 결막에 3+ 정도의 여포, 1+ 정도의 확산된 형태의 충혈
  OS ; 깨끗함
- 각막 : OD ; 약간 진한 확산된 형태의 SPK,

OS ; 약한 SPK

OU ; 각막부종 없음

- 콘택트렌즈 : 확산된 형태의 단백질 침전물

7. 새로운 증상에 대한 감별진단

이와 같은 증상에 대한 감별진단

- 콘택트렌즈 과다착용증(overwear syndrome)
- 거대유두결막염(giant papillary conjunctivitis)
- 알레르기각결막염(allergic keratoconjunctivitis)
- 독성각결막염(toxic keratoconjunctivitis)
- 감염성 각막염(infectious keratitis)
- 안구건조증(dry eye)
- 물리적인 상처(mechanical trauma)

8. 새로운 증상에 대한 진단

이 사람의 증상은 콘택트렌즈 관리용액에 의한 알레르기각결막염의 증상으로 증상이 사라질 때까지 콘택트렌즈 착용을 중단하도록 하였다. 무방부제 인공눈물을 2시간마다 점안하도록 하였다. 환자에게 렌즈를 세척하고 소독할 때 과산화수소용액만 사용하도록 다시 주의를 주었으며 렌즈를 세척할 때 손가락으로 세척하는 것이 중요하다고 강조하였다. 알레르기결막염은 수주 이내에 치료되었으며 그 후 환자는 과산화수소 용액으로 렌즈를 관리하며 다시 하루 종일 콘택트렌즈를 문제없이 착용할 수 있게 되었다.

9. 해설

시력이 나오지 않는 눈에서 느끼는 섬광증(glare)은 빛이 밝을 때 나타나며 일상생활에 불편을 준다. 섬광증은 동공폐쇄용 콘택트렌즈(occluder pupil contact lens)를 처방하여 효과적으로 치료할 수 있다.[1] 동공을 불투명하게 해주는 콘택트렌즈는 제조회사에 요청하여 구입할 수 있다. 또 다른 선택사항은 tinting 회사에 요청하여 일반 소프트렌즈의 동공부위를 불투명하게 만들어 달라고 주문하는 것이다. 두 방법 중 투명한 렌즈에 동공부위를 불투명하게 만드는 것은 동공을 더욱 어둡게 만들고 동공의 크기를 적절하게 주문할 수 있기 때문에 더 좋을 수 있다.

불투명한 동공렌즈를 피팅할 때에는 더욱 신경을 써야 한다. 렌즈에 옅은 색(tint)을 입히면 렌즈가 뻣뻣해지고, 무거워지며 두께가 증가하기 때문에 산소투과율이 감소한다.[2] 따라서 렌즈를 피팅할 때에는 이 점을 고려해야 하며 플랫한 베이스커브를 선택하는 것이 좋다.[3] 다음은 불투명한 동공의 크기를 결정하는 것인데 이것은 어두운 곳에서의 동공크기를 고려해서 결정한다. 빛을 최대로 차단하기 위해서는 렌즈의 불투명한 동공부위를 어두운 상태에서의 동공크기보다 약간 더 크게 한다. 이 환자의 경우에도 동공주변부 섬광현상을 불평했고 이것이 밤 운전을 어렵게 만들었다. 콘택트렌즈의 동공부 지름을 크게 하면 증상을 약화시킬 수 있다. 미용 상 지름이 큰 렌즈가 문제가 되지만 환자들은 섬광증이 줄어들기 때문에 더 만족하게 된다.

동공폐쇄용 미용렌즈를 피팅한 후 렌즈 착용자에게 렌즈 관리방법과 방문일정을 반드시 알려주어야 한다. 동공폐쇄용 렌즈를 착용한 사람들은 렌즈에 시각적 만족 뿐 만 아니라 정서적인 만족도 느끼기 때문에 렌즈를 오래 착용하는 경향이 있고 불편해도 렌즈를 빼지 않는다. 또한 일부 관리용액은 렌즈의 색을 탈색시키기도 하기 때문에 렌즈 제조회사에서 권하

는 소독방법으로 렌즈를 관리하게 해야 한다.[4]

이 사람의 경우에도 사용하던 과산화수소 소독액을 다목적용액으로 바꾸어 사용했기 때문에 다목적용액에 대한 지연성과민반응(delayed hypersensitivity)으로 알레르기결막염이 생긴 것으로 보인다. 콘택트렌즈와 관련된 충혈(contact lens associated red eye)은 여러 원인 때문에 나타나지만 이 사람의 경우에는 알레르기결막염과 관계가 깊다. 환자가 가려움, 자극, 충혈 등의 증상을 느끼며 렌즈 착용을 중지하면 증상이 사라지고 착용시간이 길어질수록 증상이 심해지는 것으로 보아 콘택트렌즈 또는 관리용액이 문제인 것으로 생각할 수 있다. 이 환자에서는 침윤현상, 저산소증에 의한 부종이나 외상에 의한 찰과상은 나타나지 않았고 알레르기 질환의 증상인 여포(follicle)와 결막충혈이 나타났기 때문에 알레르기 질환으로 판단하였다. 표층점상각막염은 각막염색이 치밀하고 확산된 형태로 나타나는데 환자가 건안이기 때문에 건성각결막염(keratitis sicca) 때문에 나타난 것으로 보아야 하며 다른 눈에 나타난 SPK는 인공눈물을 사용하지 않아 나타난 것으로 생각해야 한다. 충혈, 자극감과 SPK의 증상이 렌즈를 착용한 후 바로 나타나면 화학물질에 의한 과민반응으로 생각할 수 있지만 이 사람의 경우에는 증상이 바로 나타나지 않았기 때문에 화학물질에 의한 반응은 아니라고 판단하였다.[5] 콘택트렌즈 관리용액에 의한 알레르기결막염은 일반적으로 지연성과민반응으로 관리용액을 수개월 동안 반복해서 사용한 후 나타난다.

동공폐쇄용 미용콘택트렌즈는 섬광을 줄여 시력이 편안하도록 도와주며 미용 상의 문제도 해결하기 때문에 환자 삶의 질을 향상시켜 줄 수 있다. 따라서 렌즈를 최적의 상태로 피팅해 주어야 할 뿐 만 아니라 렌즈관리와 정기검진일정에 대한 교육도 철저히 하여 렌즈와 관련된 부작용이 나타나지 않도록 해야 한다.

10. 요점

- 시력이 나오지 않는 눈에 나타나는 섬광증(glare)은 동공폐쇄형 콘택트렌즈(occluder contact lens)로 해결할 수 있다.
- 동공폐쇄 콘택트렌즈로 차단효과를 최대한 얻기 위해서는 피팅상태가 좋은 일반 콘택트렌즈에 동공부위를 불투명하게 처리하는 것이 좋다.
- 콘택트렌즈의 동공부위를 불투명하게 만들기 전에 렌즈의 피팅상태를 반드시 확인해야 한다.
- 동공폐쇄 콘택트렌즈의 경우 최적의 피팅상태를 유지하기 위해서는 가능한 가장 플랫한 렌즈를 처방한다.
- 동공주변부에 섬광이 나타나지 않도록 하기 위해서는 어두운 상태에서 동공의 크기를 측정한 후 렌즈의 동공부 지름을 결정한다.

11. 참고문헌

1. Scott C, White P. Contact lens care and supplement procedures. *Contact Lens Spectrum*. 1996;11(11):42–47.
2. Wodak G. Soft artificial iris lenses. *Contact*. November 1977;21:4–8.
3. Shovlin J, Meshel L, et al. Tinted contact lenses: Cosmetic and prosthetic application. In: Bennett ES, Weissman BA (eds). *Clinical Contact Lens Practice*. Philadelphia: J.B. Lippincott, 1992:Chapter 52, 1–8.
4. Cassel M. Twelve steps to successful prosthetic soft lens fitting. *Contact Lens Spectrum*. 1996;11(12):20–21, 23–25.
5. Caffery BE, Josephson, JE. Complications of lens care solutions. In: Silbert JA (ed). *Anterior Segment Complications of Contact Lens Wear*, 2nd ed. Boston: Butterworth–Heinemann, 2000:149–163.

찾아보기

▶ ㅇ

▶ ㅈ

INDEX

▶ P

▶ R

▶ S

저자약력 **이군자**

현재
을지대학교 안경광학과 교수
을지대학교 보건대학원 외래교수
국제콘택트렌즈교육자협의회 평의원(Fellow of IACLE)
대한시과학회 학술부회장
대한시과학회 편집위원 및 심사위원
바슈롬 콘택트렌즈 분야 한국 자문위원(Key Opinion Leader)
한국시바비젼 honorary professor
국제콘택트렌즈교육자협의회 아시아태평양지역 부회장

약력
연세대학교 이학사, 이학석사, 이학박사
미국 인디애나 주립대학교 검안대학 교환교수
(Brorish Center for Opthalmic Research, Indiana University, Visiting scholar)
한국존슨앤존슨 비젼케어 학술자문위원 및 강사
대한시과학회지 학술이사 및 편집위원장
전공심화과정운영협의회 이사
한양대학교 의과대학 교수 및 외래교수
한국원자력연구소 연구원

저서 콘택트렌즈, 대학서림

콘택트렌즈 임상사례

발 행 | 2007년 4월 15일 발행
저 자 | Ronald K. Watanabe
역 자 | 이군자
발행인 | 윤진영
발행소 | 도서출판 **대학서림**
주 소 | 서울시 종로구 혜화동 78-2
전 화 | (02)745-1220 | **팩스** (02)744-1210
출판등록 1965년 1월 20일 | 제 1-88
이메일 daihaks@chol.com
홈페이지 http://www.daihaks.com

ISBN 978-89-8016-649-7 93510

정가 | 18,000원

• 잘못된 책은 바꾸어 드립니다.